Karl König

Meine zukünftige Aufgabe

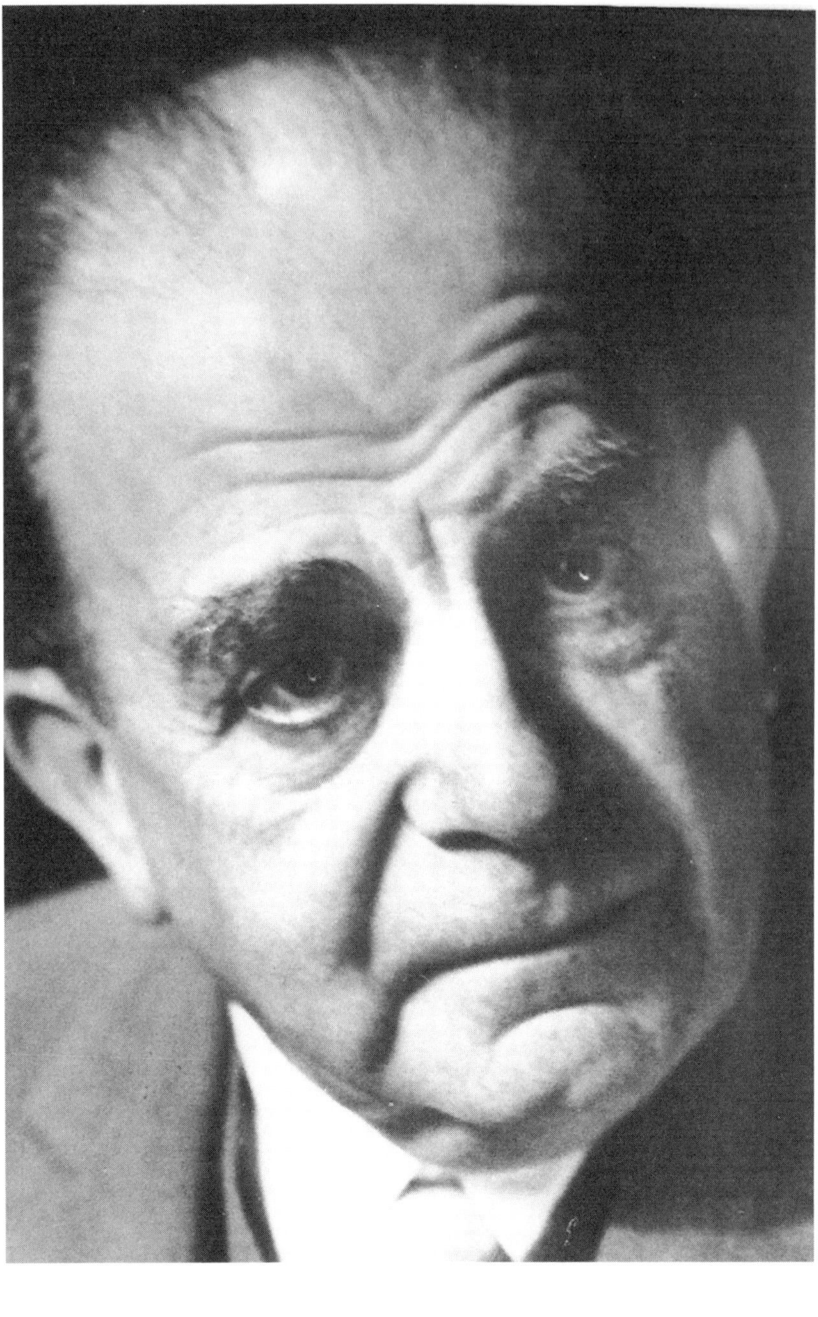

Karl König

Meine zukünftige Aufgabe

Autobiographische Aufzeichnungen
und lebensgeschichtliche Zeugnisse

Herausgegeben von Peter Selg

Verlag Freies Geistesleben

Karl König Werkausgabe
Abteilung 12: Zur Biographie Karl Königs

Karl König Archive
Camphill

in Zusammenarbeit mit dem

Ita Wegman Institut für
anthroposophische Grundlagenforschung
Arlesheim

1. Auflage 2008

Verlag Freies Geistesleben
Landhausstraße 82, 70190 Stuttgart
Internet: www.geistesleben.com

ISBN 978-3-7725-2401-1

Layout & Herstellung: Bianca Bonfert
Druck und Bindung: Freiburger Graphische Betriebe

Inhalt

Vorwort

Karl König, der Begründer der weltweiten Camphill-Bewegung, hat im Laufe seines Lebens wiederholt auf dieses zurückgeblickt – auf die Gestalt seiner Biographie im 20. Jahrhundert, die sich unter schwierigen Zeitumständen entfaltete. Aufgrund seiner jüdischen Herkunft musste König in seinem 37. Lebensjahr aus seiner mitteleuropäischen Heimat fliehen, von den Nationalsozialisten bedroht und durch seine anthroposophische Weltanschauung und Tätigkeit noch zusätzlich gefährdet. Der Verlust der Heimat und das Exil waren für Dr. König, wie für viele andere Menschen, eine harte Erfahrung; ihm aber gelang es, in der Fremde sein Lebenswerk zu errichten, das ganz um die Behandlung und Betreuung der Seelenpflege-bedürftigen Kinder zentriert war. *«So finde im Niedergang / Und in des Todes Nacht / Der Schöpfung neuen Anfang / Des Morgens junge Macht.»* (Rudolf Steiner).[1]

Bereits zu seinen Lebzeiten fragten viele Menschen nach den Hintergründen und inneren Motiven von Königs rätselhafter Biographie. Wer war dieser kleinwüchsige und mitunter «unzeitgemäß» anmutende Mann, der über geniale Fähigkeiten verfügte und aus einer unübersehbaren Moralität und Gewissenskraft arbeitete – in einer Weise, die ausstrahlend wirksam wurde und Unmögliches möglich zu machen schien? In seinem letzten Lebensjahr setzte König zu einer ausführlichen, poetisch und zugleich faktenreich gehaltenen Darstellung seiner Vita an, im Wissen um die vielen Fragen nach ihm, aber auch um die zeichenhafte Bedeutung seines Lebens für die Ermöglichung Camphills – in großer

Bescheidenheit. Den Versuch einer autobiographischen Darstellung brach König bald wieder ab, inmitten anderer Aufgaben stehend; seine Niederschrift gelangte nur bis zur gelungenen Flucht nach London, genauer: bis zur erhaltenen Einreiseerlaubnis nach Großbritannien. Dieses «autobiographische Fragment» wurde drei Jahre nach Karl Königs Tod in einer Zeitschrift in mehreren Folgen publiziert,[2] 1979 schließlich vom Freundeskreis Camphills mit einem Vorwort Carlo Pietzners (Camphill Copake, USA) erneut und in geschlossener Weise zugänglich gemacht.[3] Dreizehn Jahre später, im Jahr 1992, erschien in Deutschland erstmals eine umfassende Biographie Karl Königs, die von seinem ärztlichen Schüler und Miterbeiter Hans Müller-Wiedemann aufgrund jahrelanger Studien erarbeitet worden war und Königs Weg in allen Einzelheiten beleuchtete.[4] Auf der Basis dieser grundlegenden Studie, der autobiographischen Aufzeichnungen Karl Königs und zahlreicher weiterer Materialien veröffentlichte Peter Selg zu Beginn des 21. Jahrhunderts im Dornacher Verlag am Goetheanum eine dichte Einführung in Königs Leben und Werk, die in einem Sammelwerk zu Gründergestalten der anthroposophischen Medizin erschien.[5]

Der die biographische Abteilung der Werkausgabe eröffnende, hier vorgelegte Band bietet eine einführende Orientierung in Karl Königs innere wie äußere Lebensgeschichte; er vereinigt den (überarbeiteten und ergänzten) Aufsatz von Peter Selg, Karl Königs autobiographisches Fragment sowie einen handgeschriebenen Lebenslauf Dr. Königs für die englische Regierung, der sehr wahrscheinlich aus dem Jahre 1938/39 stammt. Dem folgen zwei ausgewählte Erinnerungen seiner Mitarbeiter Anke Weihs und Hans Heinrich Engel.[6] Anke Weihs (1914-1987) kam aus Australien und lernte Dr. König in Wien als Patientin kennen; sie gehörte zur Gründergruppe der Camphillgemeinschaft 1939/40 und war bis zu ihrem Tod eine ihrer tragenden Stützen. Der Arzt Hans Heinrich Engel (1921–1973) kam 1951 nach Camphill, wurde ein wichtiges Mitglied der Gemeinschaft und ein therapeutischer Begleiter Karl Königs in seinen schweren gesundheitlichen Krisen Mitte der 50er Jahre. Die

Erinnerungen von Anke Weihs und Hans Heinrich Engel stehen hier für zahlreiche andere; sie ermöglichen einen Blick auf Dr. König aus der Sicht von Menschen, die ihr Leben mit ihm teilten und seine besonderen Qualitäten aus der Nähe wahrnehmen konnten, ohne Verklärung, doch in Hochachtung vor dem mit und an König Erlebten.

Weitere Studien zu Karl Königs Leben – darunter die Neuauflage von Hans Müller-Wiedemanns grundlegender Schrift: *Karl König. Eine mitteleuropäische Biographie im 20. Jahrhundert* sowie Editionen seiner Tagebücher und Briefe – werden innerhalb der Werkausgabe in den kommenden Jahren erscheinen (Abteilung 12: Zur Biographie Karl Königs). Auch Königs Schriften zur Entstehung der Camphill-Bewegung, die über weite Strecken autobiographischen Charakter tragen (wie sein zentraler Aufsatz «The Candle on the Hill» aus dem Jahre 1961) sind zur Publikation vorgesehen (Abteilung 11: Die Camphill-Bewegung).

Karl König Archive
Ita Wegman Institut
Camphill
und Arlesheim
Juli 2008

Peter Selg | Stefan Geider | Richard Steel

«Meine zukünftige Aufgabe»
Die Lebensgeschichte Karl Königs

Eine Einführung

von Peter Selg

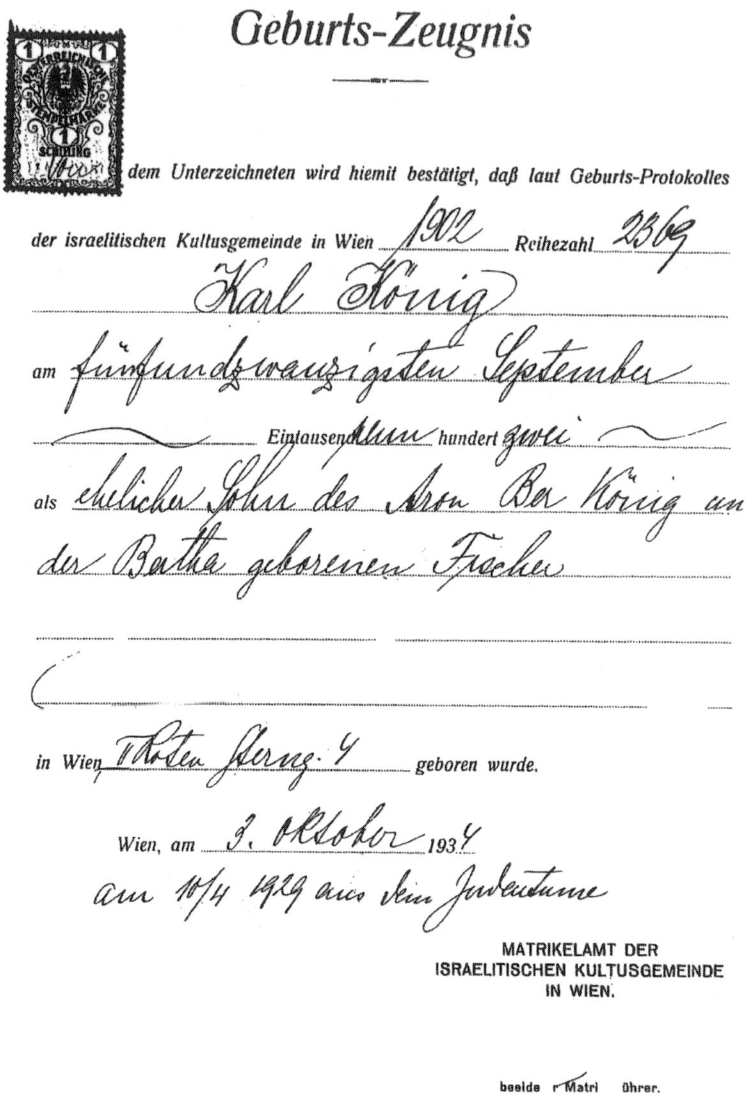

Geburts-Zeugnis

1 ÖSTERREICHISCHE STEMPELMARKE 1 SCHILLING

dem Unterzeichneten wird hiemit bestätigt, daß laut Geburts-Protokolles der israelitischen Kultusgemeinde in Wien 1902 Reihezahl 2369

Karl König

am fünfundzwanzigsten September Eintausend neun hundert zwei

als ehelicher Sohn des Aron Ber König und der Bertha geborenen Fischer

in Wien, II Rotensterng. 4 geboren wurde.

Wien, am 3. Oktober 1934

am 10/4 1929 aus dem Judentume

MATRIKELAMT DER
ISRAELITISCHEN KULTUSGEMEINDE
IN WIEN.

beeide r Matri öhrer.

Geburtszeugnis der israelitischen Kultusgemeinde Wien (ausgestellt am 3.10.1934, mit Vermerk des Austritts aus der jüdischen Religionsgemeinschaft am 10.4.1929)

Geboren wurde Karl König am 25. September des Jahres 1902 als einziges Kind seiner jüdischen Eltern. Adolf Ber und Bertha König entstammten burgenländischen und mährischen Familien, die am Ende des 19. Jahrhunderts nach Wien eingewandert waren. Väterlicherseits wies König eine mehrgenerationale Rabbinertradition vor, wobei bemerkenswert erscheint, dass die familiäre Umsiedlung aufgrund eines Unfalles und einer daraus resultierenden Querschnittslähmung des frommen Großvaters erfolgte. So bildete die Religion ebenso wie das Trauma und die Behinderung eine Signatur auf dem Weg der Familie nach Wien. Auch, dass die drei Schwestern und der Bruder des Vaters in nationalsozialistischen Konzentrationslagern ermordet wurden, ist Teil der Lebensgeschichte Karl Königs.

Zwei Wochen vor Königs Geburt erschien in Berlin Rudolf Steiners Schrift *Das Christentum als mystische Tatsache.* Vier Wochen später sprach Rudolf Steiner im Bürgersaal des Berliner Rathauses erstmals öffentlich über «Monismus und Theosophie». In einem Brief berichtete er darüber mit den Worten:

> Vor den [...] mehr als dreihundert Menschen habe ich 1 3/4 Stunden unter [...] gespanntester Aufmerksamkeit gesprochen. – Ich gebe mich gewiss keinen Illusionen hin, aber ich denke, die anwesend waren, haben zum größten Teil das Bewusstsein davongetragen, dass sie da vor etwas stehen, an dem sie nicht vorübergehen dürfen.[7]

Zwanzig Jahre später gelangte auch der Wiener Knabe, dessen Eltern ein Schuhgeschäft betrieben, zu dieser Einsicht.

*

Karl König kam mit Klumpfüßen, einer leichten Behinderung zur Welt, und wurde in seiner ersten Zeit in einem kleinen Wägelchen durch die

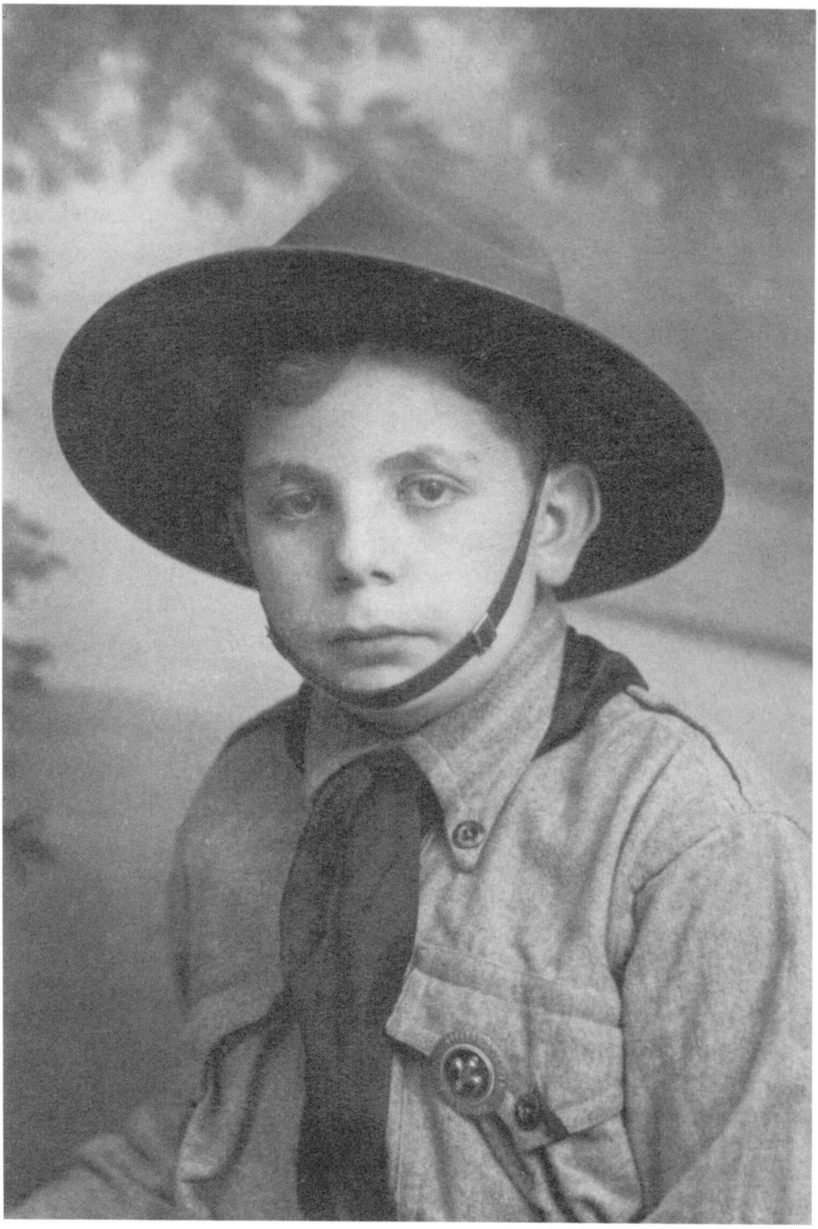

Als Pfadfinder, Wien 1916

Stadt gefahren, «ein König in seiner Karosse» (Walter Johannes Stein). – Karl, genannt Karli, war von allem Anfang an ein ernstes und einsames Kind von ausgeprägter intellektueller Wachheit. In der Tradition der Talmud-Schüler lernte es das Denken am Lesen und bewegte sich bald sicher in der hebräischen Sprache. Karli half den Eltern im Schuhgeschäft, hatte nur wenige Freunde und wurde neben der Schule von einem Hauslehrer unterrichtet: «Der Besuch der Volks- und Mittelschule ging nicht ganz reibungslos vor sich, da ich in manchen Dingen recht eigenwillig war.»[8]

Das Kind ging früh eigene Wege. In seinem elften Lebensjahr fanden die Eltern ein Bildnis Christi in seinem Schrank, das es dort verborgen hatte. Über seine heimliche Lektüre des Neuen Testamentes schrieb König später: «Ich empfand, dass mir hier etwas entgegentrat, das ich schon lange gesucht hatte und das mein weiteres Leben zutiefst mitbestimmen wird.»[9] Das aus einer gläubigen jüdischen Familie stammende Kind passierte auf seinem Schulweg allmorgendlich das Einfahrtstor eines Krankenhauses, auf dem die Christus-Worte standen: *«Was Ihr getan habt einem der geringsten meiner Brüder, das habt Ihr mir getan.»* Diese Worte trafen sein Herz und bewegten sein Gemüt; Karl König verfügte bereits in seiner Kindheits- und Jugendzeit über ein ausgeprägtes soziales Gewissen, das sich immer weiter entfaltete, ihn aber auch bedrängte. Bürgerlich gut gestellt, schämte sich der Jugendliche in den Jahren des Weltkrieges für den bescheidenen Wohlstand der Familie und begann, seine Kleider zu verschenken. Die Eltern waren machtlos; von einer Bekannten auf das sich verschlechternde Aussehen ihres Sohnes aufmerksam gemacht, antwortete die Mutter: «Es ist sein Wille und da können wir nichts tun.»[10] So ging es auch später vielen Menschen im Umgang mit Karl König und seinen existentiell gefassten Willensintentionen.

Die auf Karl König lebenslang lastende Melancholie steigerte sich in den Jahren des Ersten Weltkrieges, so dass sich die Eltern um ihn sorgten: «Es lag so eine Traurigkeit in ihm, als wenn er den ganzen Weltschmerz allein tragen müsste. Wir hatten Angst, die Türe zu öffnen, ob wir ihn heil vorfinden werden.»[11] König lebte und litt den Krieg mit, jenseits aller Fronten und in tiefer Einsamkeit. Als der Weltkrieg zu Ende war, fand er sechzehnjährig Anschluss an eine sozialistische Jugendgruppe, sprach mit jungen Arbeitern und besuchte Arbeiter-Hochschulen – er erlebte dies als einen «Schritt in die Wirklichkeit der menschlichen Gesellschaft»[12] und fasste erstmals Hoffnung, trotz der zerfallenden k.u.k.-Monarchie, dem verlorenen alten Österreich und jener europäischen Mitte, der auch Rudolf Steiner entstammte.

1919 beichtete Karl König seinem Vater die christliche Orientierung und verließ ein Jahr später die jüdische Religionsgemeinschaft; er ließ sich katholisch taufen. Zeitgleich beschäftigte er sich intensiv mit erkenntnistheoretischen Fragestellungen, durch philosophische Bücher und eigene Erwägungen, denen er lange nachsann: «Zutiefst ergriff mich die Rätselfrage nach der Realität der äußeren Welt, der Vorstellungsbildung und des Denkens überhaupt. Tage- und nächtelang versuchte ich, mein Denken zu beobachten, um dem Erkenntnisvorgang selbst auf die Spur zu kommen.»[13] Ohne Berührung mit den erkenntnistheoretischen Frühschriften Rudolf Steiners bewegte König auf eigenen Wegen deren zentrale Fragestellung in einem agnostischen Zeitalter; schließlich entschloss er sich zu einem Studium der Medizin, aus ethisch-moralischen Gründen und in Liebe zur Natur. Er strebte an, ein naturverbundenes, «gütiges Leben in Gott» [14] in seiner ärztlichen Berufstätigkeit zu verwirklichen, in der Verantwortung vor den Menschen und jeder Kreatur.

Zu der Zeit, als Karl König im Frühjahr 1920 sein Vorbereitungsjahr an der Wiener Universität aufnahm und sich dort intensiv mit botanischen, zoologischen und embryologischen Themen auseinandersetzte, fand in Dornach nahe Basel die erste anthroposophische Lehrunterweisung für praktizierende Ärzte und Medizinstudenten statt. Ein halbes Jahr später, im Herbst 1920 wurde das Goetheanum als Freie Hochschule für Geisteswissenschaft eröffnet; zu gleicher Zeit erwarb die Ärztin Ita Wegman ein Haus im benachbarten Arlesheim, um den Lehren Rudolf Steiners

Eingang ans Krankenbett einer Klinik verschaffen zu können. Der erste Dornacher Ärztekurs vom Frühjahr 1920 hatte seinen Hörern ermöglicht, eine Brücke zwischen der naturwissenschaftlich-empirisch ausgerichteten Schulmedizin und den menschenkundlichen Einsichten der Anthroposophie zu schlagen; nach seinem Abschluss verfassten seine Teilnehmer eine Erklärung, mit der sie um finanzielle Zuwendungen für die Fertigstellung der Dornacher Hochschule («mit angegliederten Spezialinstituten für die einzelnen Forschungszweige») und den Aufbau einer größeren Klinik baten, und in der es u.a. hieß: «Durch diesen Kurs sind grundlegende Erkenntnisse im ganzen Gebiet der medizinischen Wissenschaften und Anweisungen für erfolgeiche diagnostische, therapeutische und sozial-hygienische Arbeit von solcher Tragweite in die Welt gestellt worden, dass es geradezu als Zentralforderung der Gegenwart auf dem Gebiet der medizinischen Arbeit angesehen werden muss, durch Schaffung eines medizinisch-wissenschaftlichen Arbeitsinstitutes, das dem Goetheanum in Dornach angegliedert sein und unter fachmännischer Leitung stehen soll, eine Stätte zu schaffen, an der systematisch und intensiv auf geisteswissenschaftlicher Grundlage gearbeitet werden kann.»[15]

In Wien notierte der sich immatrikulierende König zur selben Zeit im Hinblick auf sein medizinisches Studium: «Das materialistische Meer wird auf mich einstürzen. Aber ich will Stand halten. Die Welt und das All sind voll von Gott und voll von Engeln und Wundern, voll von Güte und Zorn und voller Willen.»[16]

*

Vom Wunder des Organischen ergriffen, studierte Karl König neben seinen medizinischen Lehrbüchern auch die biologischen Schriften von Darwin, Haeckel, Driesch, Verworn, von Uexküll und Hertwig, auf der Suche nach den Gesetzen des Lebens, fand jedoch nicht die von ihm gesuchten «befriedigenden oder gar allumfassenden Einsichten».[17]

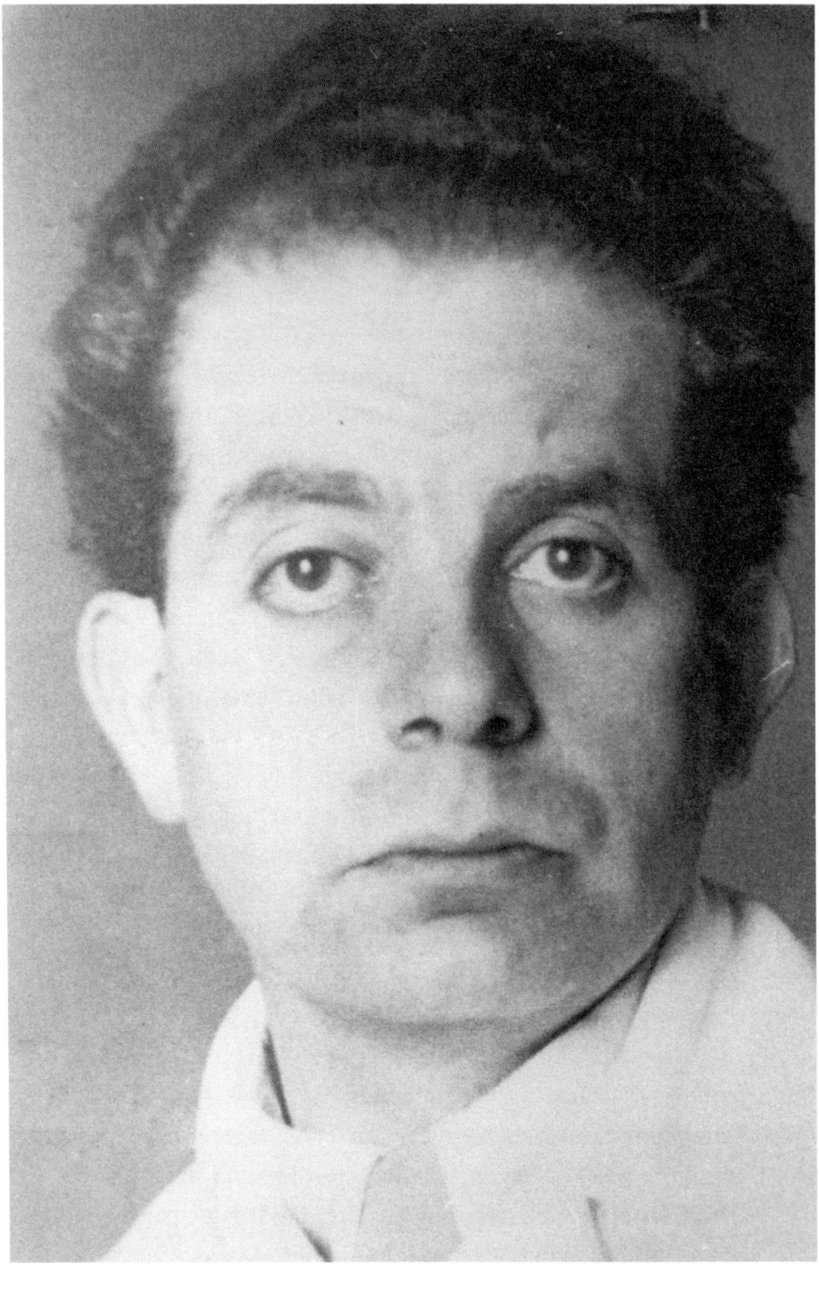

Durch seine Assistententätigkeit im Embryologischen Institut, in das er als Student frühzeitig eintrat, gelangte König in den folgenden Jahren jedoch schrittweise zu einem eigenen Einblick «in die waltenden Kräfte, die den menschlichen Keim ausgestalten»[18], in die Sphäre des Lebens – er vertiefte sich mit größter Hingabe in das Wirken der organischen Bildekräfte. Die Entdeckung der naturwissenschaftlichen Schriften Goethes Anfang der zwanziger Jahre empfand König als eine «Erlösung», die sein Denken in jener Weise zu «befreien» vermochte, «wie vorher das Neue Testament meine Empfindungen zu einem neuen Dasein erweckt hatte»[19]. Hingabevoll vertiefte sich König in die Morphologie und Werdegestalt des menschlichen Organismus und in die von Goethe akzentuierten Metamorphose-Prozesse; zugleich beschäftigte ihn der Zusammenhang zwischen den bildenden Prozessen der Natur und den seelisch-geistigen Vollzügen des Menschen: *«Draußen in der Natur wirken diese bildenden Kräfte so, dass sie alle organischen Formen entstehen lassen. Drinnen, in der menschlichen Seele aber, sind sie die Bildner unserer Gedanken und Ideen.»*[20]

Von vielen seiner Universitätslehrer war König dagegen tief enttäuscht. Er vermisste ihr Engagement für die lernenden Studenten, mehr noch für den kranken Menschen und seine Behandlung. Noch immer dominierte der «therapeutische Nihilismus» der Wiener Ärzteschule, dessen Denkgrundlagen König ablehnte und der seinem ganzen Wesen fremd war. Selbstständig und auf sich gestellt, arbeitete er sich in die homöopathische Therapie ein und begann mit ersten Patientenbehandlungen in der elterlichen Wohnung. Seine Tätigkeit im Embryologischen Institut führte Karl König dennoch mit besonderen Fragestellungen weiter – so arbeitete er dort am experimentellen Wirksamkeitsnachweis homöopathisch verdünnter Substanzen, in dem er die Metamorphosenentwicklung von Froschlarven bei Zusatz homöopathischer Lösungen von Silber und Blei in ansteigender Potenz verfolgte. König publizierte darüber im *Archiv für experimentelle Medizin* und hielt einen lebendig diskutierten Vortrag in der Wiener Biologischen Gesellschaft.

In all diesen Bemühungen blieb König im wesentlichen allein. Seine Tagebucheintragungen dieser Jahre notierten den Weg der inneren Suche; sie ersetzten Menschen und Begegnugen, die König im Hinblick auf seine eigentlichen Fragen kaum gelangen: «In diesbezüglichen Gesprächen und Diskussionen stieß ich immer neu auf das völlige Unverständnis meiner wenigen Freunde.»[21] 1921 notierte er sich in seinem Tagebuch:

> Ich habe in den letzten Tagen etwas durchlebt, was noch niemals in mir war. Die Umwelt ist für Stunden von mir gefallen, und ich habe das Innerste erblickt. Ich habe erfasst, dass wir Teil haben am ganzen All der Ewigkeit, dass das Ich das All-Eine ist. In diesen Stunden kam mir mein Bewusstsein viel größer und weiter als die Sterne vor. Die Zeit dauerte sehr, sehr lange. Mir war, als hätte ich erst in diesen Stunden das «Denken» erfasst.[22]

Königs bemerkenswerte Eintragung über die Selbsterfahrung des Denkens und des Ichs – in seinem kosmischen Bezug – kann Sätzen gegenübergestellt werden, die Rudolf Steiner 1881 (im selben Alter wie König) an einen Freund schrieb:

> Lieber, getreuer Freund! Es war die Nacht vom 10. auf den 11. Januar, in der ich keinen Augenblick schlief. Ich hatte mich bis 1/2 1 Uhr mitternachts mit einzelnen philosophischen Problemen beschäftigt, und da warf ich mich endlich auf mein Lager; mein Bestreben war voriges Jahr, zu erforschen, ob es denn wahr wäre, was Schelling sagt: «Uns allen wohnt ein geheimes, wunderbares Vermögen bei, uns aus dem Wechsel der Zeit in unser Innerstes, von allem, was von außen hinzukam, entkleidetes Selbst zurückzuziehen und da unter der Form der Unwandelbarkeit das Ewige in uns anzuschauen.» Ich glaubte und glaube nun doch, jenes innerste Vermögen ganz klar an mir entdeckt zu haben – geahnt habe ich es ja schon längst –; die ganze idealistische Philosophie

steht nun in einer wesentlich modifizierten Gestalt vor mir; was ist eine schlaflose Nacht gegen solch einen Fund![23]

Ohne Rudolf Steiners und Karl Königs geistige Erfahrungen im einzelnen parallelisieren zu können, berührt der Vergleich: die Nähe der inneren Erfahrungsweisen wird ebenso ansichtig wie der große Kontrast in der Form der Mitteilung. Rudolf Steiner schrieb an einen *«getreuen Freund»* – er stand damals und später in vielfältigen sozialen Bezügen. Karl König aber war mit seinem Tagebuch allein und blieb es in gewisser Hinsicht lebenslang, trotz der von ihm ermöglichten Gemeinschaftsprozesse Camphills.[24]

Noch im Jahr seiner Tagebuchaufzeichnungen über das Denken und das menschliche Ich stieß König in einer Kunstausstellung auf einen ihm zu Herzen gehenden Spruch Rudolf Steiners und begann, sich intensiv mit dessen Werk zu beschäftigen. *Goethes Weltanschauung* von 1897 war das erste Buch Rudolf Steiners, das König las und ihn zur weiteren Suche anregte – «denn das, was darin stand, war mir zum größten Teil schon bekannt».[25] In der Tat war König in seinen Goethestudien zu ähnlichen Erkenntnissen wie Rudolf Steiner gekommen, im Hinblick auf die Gesetze des Lebendigen, aber auch in erkenntnistheoretischer Hinsicht. Erfreut und irritiert führte er seine Steiner-Lektüre fort; nach einem Vortrag des neun Jahre älteren Arztes, Waldorflehrers und Schularztes Eugen Kolisko an der Universität Wien über die Metamorphose der Knochen erwarb Karl König Rudolf Steiners Buch *Die Philosophie der Freiheit* aus dem Jahre 1894. Über dieses Werk hatte sein Schöpfer bald nach seiner Niederschrift in einem persönlichen Brief mitgeteilt, es sei vollkommen als *«persönliches Erlebnis»* zu verstehen:

Ich lehre nicht; ich erzähle, was ich innerlich *durchlebt* habe. Ich erzähle es so, wie ich es gelebt habe. Es ist alles in meinem Buche persönlich gemeint. Auch die Form der Gedanken. [...] Zunächst wollte ich die Biographie einer zur Freiheit emporringenden Seele

DIE

PHILOSOPHIE DER FREIHEIT.

GRUNDZÜGE

EINER

MODERNEN WELTANSCHAUUNG.

VON

DR. RUDOLF STEINER.

Beobachtungs-Resultate nach naturwissenschaftlicher Methode.

BERLIN.

VERLAG VON EMIL FELBER.

1894.

> zeigen. Man kann da nichts tun für jene, welche mit einem über Klippen und Abgründe wollen. Man muss selbst sehen, darüberzukommen. [...] Ich bin meinen [Weg] gegangen, so gut *ich* konnte; hinterher habe ich *diesen* Weg beschrieben. [...] Mich interessiert die Philosophie fast nur noch als Erlebnis des Einzelnen.[26]

Ganz in diesem Sinne fand Rudolf Steiners Buch, achtundzwanzig Jahre nach seinem Erscheinen, zu Karl König. Erneut erlebte König große Zustimmung, ja eine innere Übereinstimmung, deren reales Ausmaß ihn nahezu verstörte:

> Das war es! Hier stand – oft mit den gleichen Worten – das zu lesen, was ich für mich selbst über die schaffenden Kräfte in Natur und Menschendenken aufgeschrieben hatte! Die Erschütterung war tief und furchtbar. Hatte ich das alles abgeschrieben? Oder war es die Wahrheit, die sich jedem suchenden Denken ergab?[27]

Obgleich sich Karl König in den Folgejahren an einem anthroposophisch-medizinischen Studienkreis um Norbert und Maria Glas beteiligte, blieb er auf Abstand zur anthroposophischen Bewegung. Eine Teilnahme am großen Ost-West-Kongress der Anthroposophischen Gesellschaft im Zentrum Wiens, der zur Pfingszeit 1922 stattfand und von Eugen Kolisko mit vorbereitet worden war, vermied er – damit auch die Möglichkeit, zahlreiche Vorträge Rudolf Steiners hören zu können: «Das Studium, ein gewisses Maß an jugendlichem Eigendünkel und auch Phlegma standen diesem Ereignis im Wege. Ich habe es später oft und tief bereut. Vielleicht war es aber auch ein Stück Notwendigkeit, das sich darin aussprach.»[28] Karl König versäumte alle Kongressvorträge Rudolf Steiners sowie Steiners interne Darstellung über «Anthroposophie als ein Streben nach der Durchchristung der Welt», in der zentrale Lebensmotive Königs thematisiert wurden. Auch Steiners Kurs über «Anthroposophie und das menschliche Gemüt», der eineinhalb Jahre später, zur Michaelszeit des Jahres 1923 in Wien stattfand, ignorierte König. Selbst auf die Einladung zu einem privaten Treffen Wiener Ärzte und Wissenschaftler mit Rudolf Steiner, die er von Norbert Glas erhalten hatte, reagierte er nicht. *«Ich habe es später oft und tief bereut. Vielleicht war es aber auch ein Stück Notwendigkeit, das sich darin aussprach.»*

*

Auf der anderen Seite erlebte Karl König in denselben Jahren die mögliche Konvergenz naturwissenschaftlicher und geisteswissenschaftlicher Erkenntniswege. Im Rahmen des Embryologischen Institutes hatte er sich mit den Frühstadien der menschlichen Embryonalbildung beschäftigt – und mit eigenen Augen gesehen, dass die Hüllenorgane des Embryos sich vor dem Embryo selbst ausformen. Über dieses Phänomen und seine geisteswissenschaftliche Interpretation hatte Rudolf Steiner in den vorausgegangenen Jahren in einigen Vorträgen referiert, auf die König stieß. In der Folge bemühte sich König darum, die Bilder der Genesis mit den frühen embryologischen Entwicklungsstadien in Beziehung zu setzen und Ernst Haeckels biogenetisches Grundgesetz mit Hilfe der Anthroposophie neu zu fassen. Einige Jahre später, als König bereits Mitglied der Anthroposophischen Gesellschaft war und erstmals aufgefordert wurde, im Rahmen einer öffentlichen anthroposophischen Tagung einen naturwissenschaftlichen Vortrag zu halten, fand er mit dieser Thematik viel Anerkennung – «Man begann in der Anthroposophischen Gesellschaft auf mich aufmerksam zu werden».[29] Dennoch bewahrte König seine selbstgewählte Distanz; die Anthroposophische Gesellschaft war ihm unbehaglich – und er sich selbst unsicher in ihr. Darüber hinaus empfand Karl König, dass sich das Bürgertum der Geisteswissenschaft Rudolf Steiners bemächtigt hatte, dieser Geisteswissenschaft ihre sozialrevolutionäre Kraft nahm und sie zu einem Privaterlebnis bevorzugter Menschenkreise werden ließ. Dem verweigerte er sich in der Tiefe seines Herzens.

Ohne dass es je zu einer persönlichen Begegnung mit Karl König gekommen war, verstarb Rudolf Steiner am 30. März 1925 in Dornach: «Die Nachricht erschütterte mich bis in die Wurzel meiner Existenz. Ich empfand dumpf diesen ungeheuren Verlust.»[30] Bereits wenige Monate nach dem Todesereignis, im Sommer 1925, fuhr Karl König erstmals nach Dornach und war nachhaltig beeindruckt. Er fühlte sich in Dornach, an der Arbeitsstätte Rudolf Steiners, mit einem Teil seines Wesens beheimatet.

*

Im Frühling 1927 promovierte Karl König zum Doktor der Medizin in Wien und ging bald danach an ein kleines Krankenhaus in Niederösterreich, nahe des Stiftes Klosterneuburg, einer großen Stätte des Zisterzienserordens. In freien Stunden saß der junge Arzt viel in der Bibliothek oder im Garten, blickte hinunter auf die Donau und hinüber auf das Marchfeld. Dort wurde er sich, wie kaum jemals zuvor, seines mitteleuropäischen Österreichertums «deutlich bewußt»[31].

Im Herbst desselben Jahres 1927 hielt Karl König den genannten Vortrag im Rahmen einer großen Tagung der Anthroposophischen Gesellschaft in Wien, und bekam zeitgleich ein Habilitationsangebot an der Universität im Bereich der Embryologie. Nach einem Gespräch mit dem Dekan der Medizinischen Fakultät lehnte König ab und verließ den Arbeitszusammenhang des Embryologischen Institutes – eine Berücksichtigung anthroposophischer Gesichtspunkte in seinen Vorlesungen war ihm auf seine Nachfrage untersagt worden. Wie Eugen Kolisko, der ebenfalls aus Wien und aus angesehenem akademischem Haus stammte, verzichtete Karl König damit auf eine aussichtsreiche Universitätslaufbahn, und wählte den Weg der Anthroposophie. Nur wenige Jahre zuvor, während der Weihnachtstagung 1923/24, hatte Rudolf Steiner zu dem Medizinstudenten Kurt Magerstädt gesagt: *«Sie können Universitätsprofessor werden – oder Sie werden Anthroposoph.»*[32]

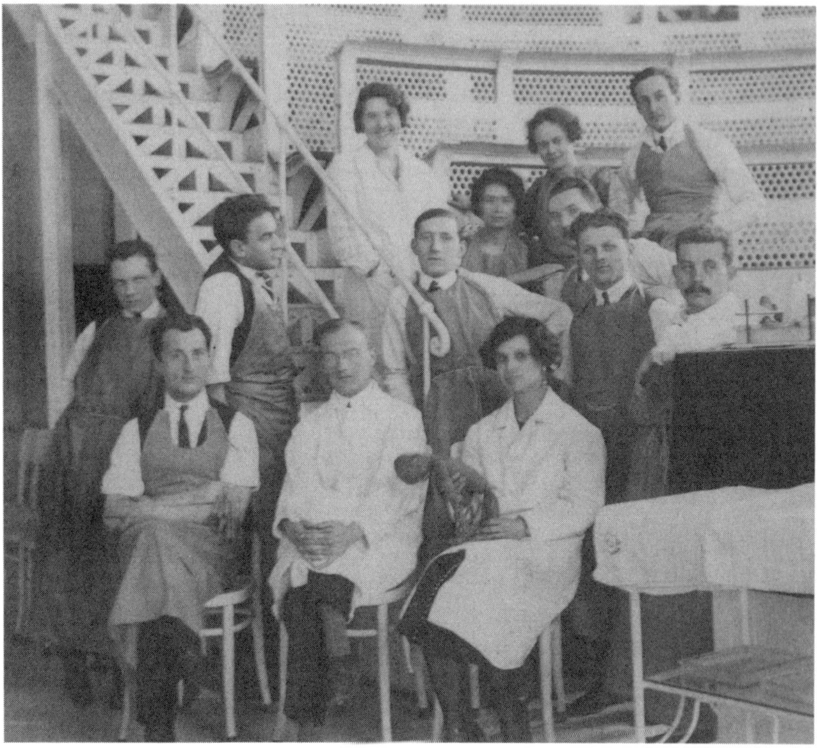

1925: Karl König im medizinischen Hörsaal (rechts außen)

Nach Klosterneuburg arbeitete König als Assistenarzt in einer Wiener Kinderklinik. In Wien begegnete er – im Spätherst des Jahres 1927 – Ita Wegman, mit der er seit seinem Eintritt in die Anthroposophische Gesellschaft in Briefverbindung stand. Ita Wegman war die engste ärztliche Mitarbeiterin Rudolf Steiner, führte ihre anthroposophische Klinik in Arlesheim und stand der Medizinischen Sektion am Goetheanum vor – der heilenden Fakultät von Rudolf Steiners Hochschulgründung. Nun trat sie unvermittelt in Königs Leben[33]:

Ich stand am Bahnsteig, reserviert und mich unbehaglich fühlend, war ich doch ausersehen, mit einigen Freunden Ita Wegman für ihren Besuch in Wien zu empfangen. Anlass dieses Besuches war der Tod der einzigen Schwester Rudolf Steiners. Ich war Ita Wegman noch nicht begegnet, und ich fragte mich, was es wohl bedeuten sollte, dass ich mit anderen Freunden zusammen jemanden begrüßen sollte, der mir unbekannt war. Ich war damals gerade 25 Jahre alt und sehr scheu und hielt mich nicht gerne in der Gesellschaft vieler Menschen auf. Nachdem der Zug eingelaufen war und Ita Wegman alle mit Handschlag begrüßt hatte – auch ich wurde ihr vorgestellt –, war alles schnell vorüber. Ich ging nach Hause, nicht wissend, was dies alles zu bedeuten hat.[34]

Es blieb nicht bei dieser ersten Bahnhofsbegegnung – wenige Tage später saßen Karl König und Ita Wegman noch einmal zu einer persönlichen Unterredung beisammen.

Ich fühlte mich sehr wohl und frei, als ich ihr gegenübersaß, und nachdem sie einige Fragen über mein Leben und meine Arbeit gestellt hatte, lud sie mich ein, an ihrer Klinik in Arlesheim zu arbeiten. Ich war erstaunt, aber auch glücklich, die Gelegenheit zu haben, an der Quelle der anthroposophisch-therapeutischen Arbeit zu sein. Als ich sie fragte, wann sie mich erwartete – in der Vorstellung, dass ich mein klinisches Jahr in Wien in jedem Falle zuende bringen sollte –, sagte sie lächelnd, dass sie mich in einigen Wochen erwarte.
Etwas schockiert wehrte ich mich zunächst, sie gab aber nicht nach, und Anfang November wurde als Eintritt in die Arlesheimer Klinik zwischen uns vereinbart. Ich verließ Ita Wegman, erfüllt von der Wirkung dieser großen Persönlichkeit, die ich unmittelbar erkannte.[35]

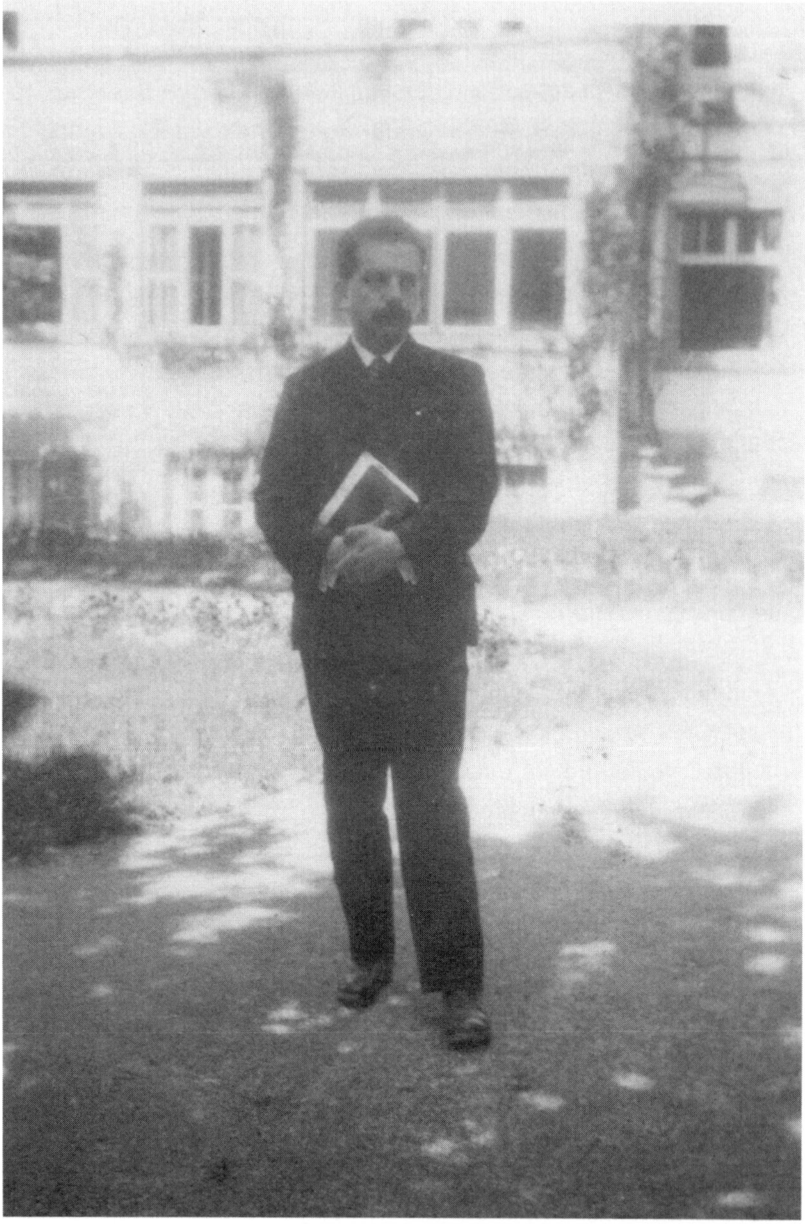

Karl König vor dem Klinisch-Therapeutischen Institut in Arlesheim, Pfingsten 1928

Als Karl König Anfang November des Jahres 1927 mit dem Zug nach Arlesheim kam, war die Bauerweiterung des Klinisch-Therapeutischen Institutes gerade abgeschlossen. In zunehmendem Maße wurde Wegmans Klinik der Ort, an dem anthroposophische Ausbildungskurse für Medizinstudenten und Pflegende abgehalten werden konnten; auch entwickelte sich die wissenschaftliche Tätigkeit an der Klinik und der ihr assoziierten Heilmittellaboratorien fulminant. Im Vorjahr 1926 hatte Ita Wegman das erste Heft ihrer *Natura*-Zeitschrift erscheinen lassen, ein Organ, in dem viele junge anthroposophische Ärzte über ihre therapeutischen Erfahrungen und Einsichten berichteten; zu diesen Menschen gehörte bald auch König, der sich in Ita Wegmans Umgebung «sehr wohl und frei» fühlte, wie selten in seinem Leben. Auch die Arbeitsatmosphäre des Klinisch-Therapeutischen Instituts sagte ihm zu – hier herrschte viel Aktivität, ein begeisterter Aufbruch der Therapie, des Wissens und Suchens, im Bereich der Medizin, der Pflege, der heilenden Kunst und des sozialen Lebens.

*

Am selben Tag wie Karl König traf auch ein anderer junger Mensch im «Klinisch-Therapeutischen Institut» von Arlesheim ein, Mathilde Elisabeth Maasberg, eine Krankenschwester aus Schlesien. Tilla Maasberg hatte im Eulengebirge zusammen mit ihrer Schwester und einem jungen, von Rudolf Steiner inspirierten Heilpädagogen ein kleines heilpädagogisches Institut geschaffen. Nun kam sie zum Erwerb weiterer Fähigkeiten zu Dr. Wegman, wollte sich für eine begrenzte Zeit fortbilden und unterrichten, und begegnete dort Karl König.

Als König in Arlesheim mit der Straßenbahn von Basel eintraf, war Tilla Maasberg, nicht jedoch Ita Wegman vor Ort. Bald nach ihrer Rückkehr aber führte Dr. Wegman den jungen Wiener Kollegen zum «Sonnenhof», einem Gut im Dorfe Arlesheim, auf dem Seelenpflege-bedürftige Kinder lebten und betreut wurden. Ita Wegman war eine «impulsive Persönlichkeit und handelte oft aus unmittelbaren Einfällen und Ideen» (König[36]) – nun fragte sie Karl König, ob er dazu bereit sei, einen Teil seines Tages im Sonnenhof tätig zu werden. König sagte zu und war von seiner neuen Tätigkeit sehr berührt. Er lebte für einen Teil des Tages in der Gemeinschaft der Kinder, erlebte ihr besonderes Wesen und ihre Ausstrahlung: «Ich empfand eine unmittelbare Hinneigung zu diesen Kindern, und sie waren mir sofort sehr lieb. So verbrachte ich manche Stunden mit ihnen; lernte sie an- und auszuziehen, sauberzumachen, mit ihnen zu spielen, sie zu beruhigen oder anzufeuern und ihr Kamerad zu sein.»[37]

Parallel zu seiner beginnenden Arbeit im Sonnenhof forschte König im Labor von Wegmans Klinik, nahm an eurythmischen und heileurythmischen Kursen teil und behandelte einzelne Patienten. Seine Lebensentscheidung für die Heilpädagogik, für sein jahrzehntelanges Eintreten für das «behinderte», Seelenpflege-bedürftige Kind fiel nur kurze Zeit später. Am ersten Advent nahm König im Sonnenhof am «Adventsgärtlein» teil:

> [Die Kinder] saßen im größten Raum des Hauses den Wänden entlang. In der Mitte war ein kleiner Berg aus grünem Moos und Erde errichtet, auf dessen Spitze eine große Kerze brannte. Eine Spirale aus Moos führte am Boden zu dem kleinen Hügel hin. Jedes Kind bekam einen Apfel in die Hand, auf dem ein kleines Kerzlein angeklebt war. Advents- und Weihnachtslieder wurden gesungen, und ein Kind nach dem anderen musste versuchen – allein oder geführt –, entlang der Spirale aus Moos den kleinen Hügel zu erreichen, um sein kleines Kerzlein an der großen Kerze anzuzünden.
>
> Zu sehen, wie jedes einzelne Kind sich mit Ernst und Freude bemühte, diese Aufgabe zu vollbringen, war ein mich zutiefst erschütternder Anblick. Dort stand die große Kerze! An diesem verkündenden Weihnachtslicht sollten die kleinen Kerzlein, die auf dem Sündenapfel befestigt waren, angezündet werden! Und

> plötzlich wusste ich: da, das ist meine zukünftige Aufgabe! In jedem dieser Kinder sein eigenes Geisteslicht so zu erwecken, dass es ihn zu seinem Menschsein führen wird, das ist es, was ich tun will![38]

Ita Wegman hatte Karl König in die Sphäre seiner «zukünftigen Aufgabe» geleitet, dieselbe jedoch weder bestimmt noch benannt. Königs Entscheidung für die Heilpädagogik fiel am ersten Advent, unabhängig von Wegman und im Zusammenhang eines Ritus, dessen tiefer Sinn zu seinem Herzen sprach, in die Schicksalsdimension seiner Existenz.

*

Kurz nach seinem wegweisenden Adventserlebnis im Sonnenhof bat Ita Wegman Karl König, einen medizinischen Vortrag auf der Weihnachtstagung der Allgemeinen Anthroposophischen Gesellschaft zu halten. König war erschrocken: «Einige Wochen vor Weihnachten kam Ita Wegman zu mir und sagte: ‹König, ich glaube, Sie sollten einen großen Vortrag im Goetheanum halten.› Ich entgegnete: ‹Aber Frau Dr., ich habe noch nie einen Vortrag gehalten.› Und sie sagte: ‹Aber Sie werden es können, Sie werden es können!› [...] Sie sagte mir: ‹Ich werde Sie zu dem Vortrag begleiten, Sie in den Raum führen, Ihnen das Pult zeigen, wo Sie sprechen müssen, und werde vor Ihnen sitzen, und dann wird alles gut werden.› Und im Schutz ihres Wesens ging alles ausgesprochen gut.»[39] Mit seinem Weihnachtsvortrag in der Dornacher Schreinerei – vor nahezu 1000 Menschen – trat König aus seiner Unscheinbarkeit innerhalb der Anthroposophischen Gesellschaft heraus; sein Vortrag erzielte Aufsehen und war ein großer Erfolg – er erhielt Einladungen zu vielen weiteren Beiträgen in der Schweiz und in Deutschland. So konnte Karl König auch den Lauenstein in Jena besuchen, den Ort, an dem die anthroposophisch-heilpädagogische Strömung ihren Ausgangspunkt genommen hatte.[40] – Die Thematik seiner zahlreichen Vorträge,

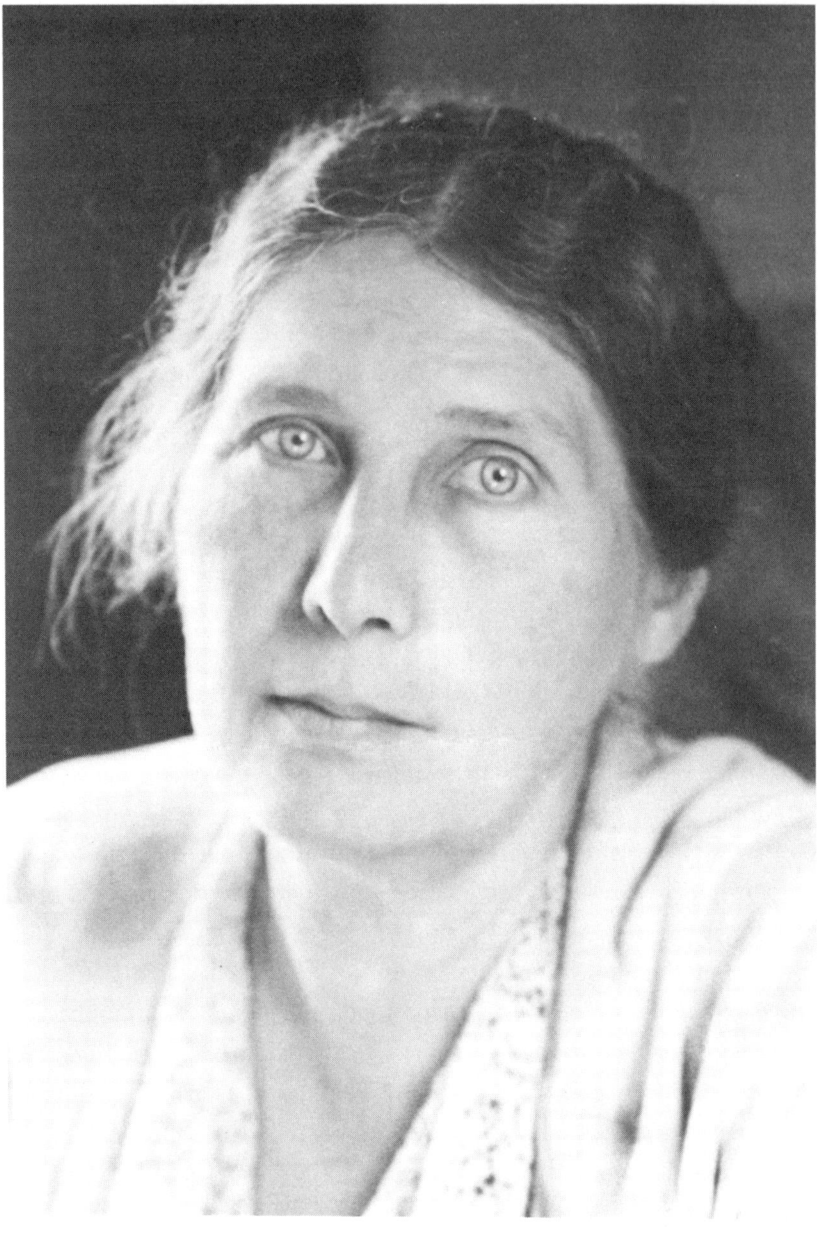

Ita Wegman

mit denen das Jahr 1928 begann, besprach Karl König mit Ita Wegman. König erlebte Wegman in ihrer geistigen Autorität und großen Lebenserfahrung als persönlichen Schutzgeist seines Weges. Sie verband ihn mit Rudolf Steiner und der Anthroposophie, verfügte zugleich über eine reale «Sonnenkraft», die ihm gut tat – ihr vertraute er sich an, in seinen Sorgen und Fragen. Später sprach Karl König von dem «Geist der Brüderlichkeit», den Wegman auf alle Menschen auszudehnen vermochte und der ihn selbst wie viele ihrer Patienten erreichte und veränderte. Auch in medizinischer Hinsicht fand König Wegman unmittelbar überzeugend – «sie war zweifellos der beste Arzt, dem ich je begegnet bin»[41]. – Vieles spricht dafür, dass Karl König gegenüber Ita Wegman auch von seiner Beschämung sprechen konnte, den Wiener Vorträgen Rudolf Steiners, ja Rudolf Steiner selbst, ausgewichen zu sein. Wegman hatte ein großes Herz und eine weitreichende Menschenkenntnis; ein solches, ehrliches Geständnis Karl Königs war für sie kein Problem, sondern die Sprache eines individuellen Lebensganges, mit eigenen Notwendigkeiten. Sie selbst berichtete König von Rudolf Steiners letzter Lebenszeit. In einem Vortrag sagte König Jahrzehnte später in Föhrenbühl: «Frau Dr. Wegman wurde nicht nur Rudolf Steiners Ärztin, sondern auch seine Pflegerin und begleitete ihn die letzten Monate und Tage seines Lebens. Sie pflegte ihn, sie sorgte für ihn. *Einmal sagte er ihr, dass eigentlich ihr ganzes Leben auf diese sechs Monate hin gerichtet war.*»[42]

*

Eingeladen wurde Karl König auch in den Osten – zu Vorträgen nach Breslau und zu einem Besuch bei Tilla Maasberg, die bereits am Ende des Jahres 1927 nach Schlesien zurückgekehrt war. Das kleine heilpädagogische Heim und die Notlage der Familie hatten ihr keinen längeren Aufenthalt in Arlesheim gestattet – nun erbat sie sich von König ärztliche Hilfe für ihre tuberkulosekranke Schwester. – Schon bald nach seinem Eintreffen in Gnadenfrei, wo die Familie Maasberg lebte, war

König sehr berührt von der Herrnhuter sozial-religiösen Tradition des Ortes, von all dem, was er in Kirche, Friedhof, Landschaft und Menschen erfahren konnte: «Ich trat an diesem Tag, wohl erinnerungsgemäß das erste Mal in meinem Leben, an eine wirkliche Tradition heran. Vorher war ich immer unabhängig von Vergangenheit gewesen. Eine Landschaft wohl, die der österreichischen Berge, war meine Heimat, dort atmete ich immer neue Kraft in meine Seele [...]. Aber der Vergangenheit als Tradition, den geschichtsbildenden Kräften in meinem Leben war ich in Gnadenfrei das erste Mal begegnet.»[43] König hatte nicht nur den Eindruck, in Gnadenfrei den Spuren einer lebendigen Religiosität und spirituellen Gemeinschaft gegenüberzutreten, sondern eine alte geschichtliche Heimat wiedergefunden zu haben.

Von dem Heilpädagogen und «Lauenstein»-Mitbegründer Albrecht Strohschein und von Tilla Maasberg wurde Karl König zur ärztlichen Mitarbeit an dem sich entwickelnden heilpädagogischen Heim eingeladen, zumal eine umfangreiche Erweiterung der begonnenen Initiative durch ein zur Verfügung gestelltes Schloss möglich wurde. König hatte einen elanvollen, aussichtsreichen Einstieg in Arlesheim gefunden; er war dort am Zentrum der anthroposophischen Medizin, in unmittelbarer Nähe Ita Wegmans – sowie einiger junger Kollegen mit großen wissenschaftlich-therapeutischen Anliegen. Er befand sich an der entscheidenden Zukunftsstätte der anthroposophischen Heilkunst und hatte mit seinen Begabungen vor wenigen Monaten angefangen, sich mit Hilfe Ita Wegmans weiter zu entfalten. Ita Wegman hatte ihn nach Arlesheim geholt, ihn gefördert und ihm vieles anvertraut, ganz offenbar auch auf ihn und seine Mithilfe gesetzt, in Therapie, Forschung und Lehre. All das in Arlesheim Begonnene so plötzlich abzubrechen und nicht mehr in Wegmans unmittelbarer Nähe zu sein, fiel König schwer – dennoch entschied er sich für eine Verbindung mit Gnadenfrei und Tilla Maasberg: «Das Schicksal hatte rasch und entscheidend gesprochen.»[44] Nach Arlesheim zurückgekehrt, schrieb er in einem Brief im Mai 1928, fünfundzwanzigjährig, an Tilla Maasberg:

> Nur das eine möchte ich Ihnen sagen: In unserem Zusammensein fühle ich das erste Mal in meinem Leben, dass es – erlöst werden kann. Es war wie ein erstes Tauen, das über die innerste Eiskruste meines Herzens ging, als wir miteinander waren. Das innerste Christentum Ihrer Seele und die tiefe Geistigkeit der umgebenden Landschaft vermochten es.[45]

Im Sommer 1928, kurz vor seinem Ausscheiden aus dem Klinisch-Therapeutischen Institut, nahm Ita Wegman Karl König noch auf eine Reise mit. Über Holland und Den Haag – wo die Eröffnung der Rudolf Steiner-Klinik von Willem Zeylmans van Emmichoven stattfand und König neben Ita Wegman sprechen durfte – , fuhren sie nach London zur «World Conference on Spiritual Science and its Practical Applications». Mehr als zweitausend Menschen hörten dort im Juli und August 1928 Vorträge führender Anthroposophen – und erlebten die Anwendung der Anthroposophie in verschiedenen Bereichen. Karl König sprach auf Bitten Ita Wegmans erneut über Embryologie; viele andere Beiträge hörte er und lernte bedeutende Schüler Rudolf Steiners kennen – so Friedrich Rittelmeyer, den Erzoberlenker der Christengemeinschaft, und zahlreiche Stuttgarter Waldorfschullehrer, darunter auch den Wiener Karl Schubert, der seit 1920 mit Unterstützung Rudolf Steiners und Eugen Koliskos die Hilfsklasse der Schule leitete und nun über die Erziehung schwach begabter Kinder referierte. – König folgte jedoch nicht nur den Vorträgen im «Friends-House», dem Londoner Quäker-Zentrum, sondern durchwanderte auch die Elendsviertel der englischen Metropole, mit bewegtem, ja erschüttertem Herzen. – Die Londoner «Weltkonferenz» bedeutete Karl König viel; sie zeigte die zivilisatorische Relevanz der Anthroposophie, ihr wissenschaftliches wie soziales Format, das von einer Gruppe hochbegabter Persönlichkeiten öffentlich vertreten wurde. Trotz seiner zwischenmenschlichen Scheu fühlte sich König hier unmittelbar angesprochen und in gewisser Weise zugehörig. – Nach seinem Abschied von Ita Wegman reiste König dann über Wien nach Schlesien.

Das Pilgramshainer Institut expandierte bereits kurz nach seinem Beginn. Insbesondere die Berliner Jugendämter sandten viele milieugeschädigte, schwer führbare Kinder und Jugendliche, die eine intensive Betreuung und Förderung benötigten. Darüber hinaus wurden zahlreiche Kinder in Pflege und Behandlung genommen, die dem engeren Spektrum der Heilpädagogik zugehörig waren – bald befanden sich über Hundert Kinder und Jugendliche in Pilgramshain. Immer wieder ließ sich Karl König von Ita Wegman therapeutisch beraten – bei ihren jährlich stattfindenden Besuchen, bei seinen Kurzaufenthalten in Arlesheim und in brieflicher Weise. Auf seine Nachfrage nach den Erfolgen der modernen Strahlentherapie bei Kindern mit mongoloider Erkrankung und einem etwaigen Einsatz solcher Methoden in Pilgramhain schrieb sie ihm im April 1929, ein halbes Jahr nach seinem Beginn, in orientierender Weise:

> Es ist dieses eine schwerwiegende Frage. Oft hat man zunächst bei Fällen in der Außenwelt Besserungen gesehen und dann hat sich doch gezeigt, dass schlimme Nebenerscheinungen aufgetreten sind. Das, was mit diesen Dingen geschieht, ist doch nicht das, was durch uns so ohne weiteres gemacht werden kann. Die Erfolge, die mit dieser Röntgen-Therapie erreicht worden sind, z.B. bei mongoloiden Kindern, haben, wie Sie schreiben, diese Kinder zu einem halbwegs normalen Seelenleben gebracht. Zu diesem Resultat bringen wir es auch und zwar mit der eigenen Individualität des Kindes, während ich das Gefühl habe, dass bei dieser Röntgentherapie durch Schockwirkungen die Individualität ganz herausgetrieben wird und eine Möglichkeit besteht, etwas Untermenschliches dann in diese Kinderkörper hereinzubringen; das Gleiche in einer anderen Art, was auch stattfindet bei der Transplantation der tierischen Drüsen in menschliche Körper. Ich kann von meinem Standpunkt aus niemals damit einig gehen, dass in einem Institut, was nach Angaben von Dr. Steiner geführt wird, solche Versuche gemacht werden von Dingen, die

> noch unklar sind. Wir verlassen sonst den ganz sicheren Weg, der eigentlich dahin geht, das übersinnliche Wesen des Kindes in jeder Beziehung herunterzulocken, alles zu tun, dass es sein Karma bejaht und wenn dies dann nicht gelingt, alles zu tun, damit in der nächsten Inkarnation ein richtiger Körper aufgebaut werden kann. Solch ein Eingriff mit Röntgen ist, und das weiß ich ganz genau von Dr. Steiner selber, nicht dasjenige, womit wir weiterkommen können.[46]

Diese «Richtworte» Ita Wegmans waren für Karl König von zentraler Bedeutung; ihren Brief bewahrte er sich zeitlebens auf.

König arbeitete in Pilgramshain intensiv – seine Notizbücher zeigen, in welchem Ausmaß er die geisteswissenschaftlich erweiterte Menschenkunde bereits verinnerlicht hatte und therapeutisch umzusetzen vermochte. Zeitgleich zur heilpädagogischen Tätigkeit in Pilgramshain und einer großen allgemeinärztlichen Praxis, die er in den Räumen zur rechten Seite des Schlosseinganges aufbaute, begann König eine ausgedehnte Vortragstätigkeit – in Schlesien, Böhmen und Berlin. König setzte sich intensiv für den von Ita Wegman begründeten und aufgebauten «Verein für soziale Hilfe» ein und sprach in vielen Städten über sozialmedizinische Themen, oft gemeinsam mit Emil Bock, dem Priester und Mitbegründer der Christengemeinschaft, der auch ihn und Tilla getraut hatte. König und Bock referierten bereits 1930 in Hamburg vor Fürsorgerinnen und Sozialbeamten über (bzw. gegen) die sogenannte «Vernichtung unwerten Lebens»; im Dornacher Goetheanum trug König im Herbst 1930 über den Zusammenhang zwischen Sozialarbeit und Heilpädagogik im Rahmen einer von Ita Wegman veranstalteten Woche für Fürsorgerinnen und Sozialarbeiterinnen vor; zwei Jahre später gründete er mit Emil Bock in Eisenach eine Schule für soziale Arbeit. Wie zahlreiche andere Menschen, so bemühten sich auch einzelne Schüler Rudolf Steiners – unter ihnen Karl König – mit aller Kraft und hohem persönlichen Risiko, der fortrollenden Niedergangsdynamik nationalsozialistischer Prägung

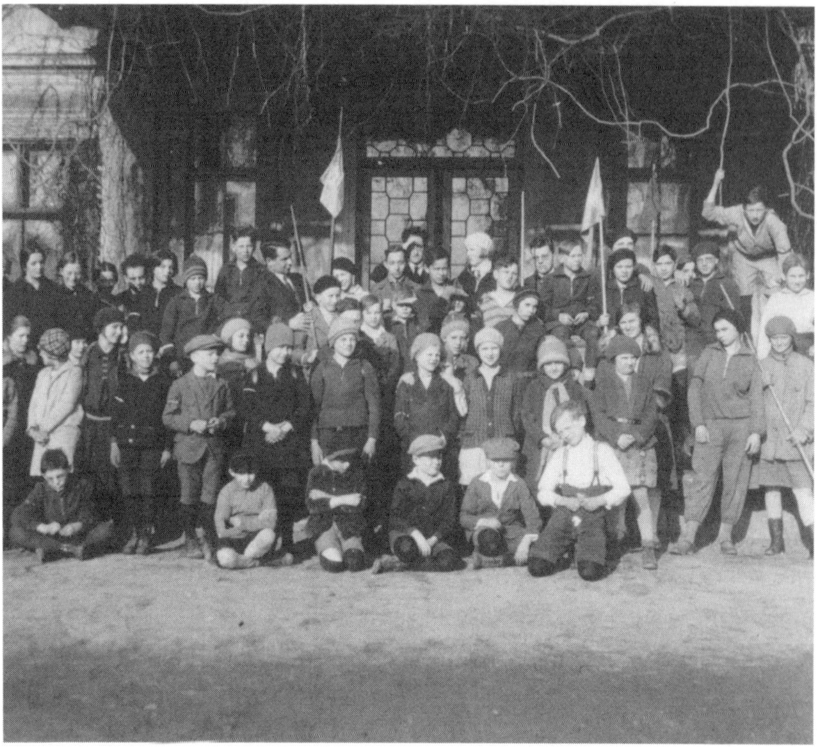

1932: Die Gemeinschaft von Pilgramshain (Karl König: letzte Reihe, vierter von links)

Bewußtseinsmomente entgegenzusetzen und in einem der gefährdetsten Lebensbereiche – dem der humanistischen Heilpädagogik und Sozialtherapie – reale Aufbauarbeit zu leisten. König war bald jeden Abend zu Vorträgen unterwegs, in rastloser Tätigkeit und von der Hoffnung getragen, dass noch rechtzeitig eine größere Öffentlichkeit mobilisiert werden konnte. Ein Jahr nach seinem Beginn in Pilgramshain schrieb er an Ita Wegman nach Vorträgen in Berlin und Hamburg: «Ich hatte auf der ganzen Reise den tiefen Eindruck, dass diese ganzen Dinge, von denen ich jetzt gesprochen habe, von der geistigen Welt geführt werden, damit die Soziale Hilfe in den weiten Rahmen hineinkommt, den Sie immer von ihr gewünscht haben. [...] Ich habe die Hoffnung, dass [...] eine breite Plattform gefunden wird, auf der alle Menschen, die vom freien Geistesleben aus sozial wirken wollen, sich zusammenfinden können.»[47]

Königs umfangreiche Vortragstätigkeit, aber auch seine immer weiter expandierende Praxis, bedeuteten für manche Mitarbeiter des Pilgramshainer Institutes ein nicht unerhebliches Problem. König war mit einem Großteil seiner Kraft und Zeit mit anderem beschäftigt und nur bedingt Teil der Gemeinschaft – auch wenn seine Tätigkeit fraglos der Anthroposophie zugute kam. Unzählige Patienten suchten ihn auf: «Von überall her kamen die Menschen; mit Bahn und Auto, mit Bus und Wagen rollten sie an. Adelige und Arbeiter, Bauern und Bürger saßen einträchtig im großen Wartezimmer zusammen.»[48] Karl Königs Verhältnis zur Leitung des heilpädagogischen Instituts wurde in dieser Situation zunehmend kompliziert. König selbst war von der Institutsgemeinschaft und der gesamten heilpädagogischen Bewegung enttäuscht, erwartete sich mehr und anderes, im Hinblick auf die geisteswissenschaftliche Erkenntnisarbeit und ihre wirksame Vertretung, im Hinblick auf die Anthroposophie, ihre zivilisatorische Wirkensaufgabe und ihre internen Erfordernisse. Politisch geriet König als Jude und öffentlich auftretender Anthroposoph nach 1933 zunehmend unter Druck, erfuhr jedoch nur sehr bedingt Schutz und Unterstützung, sondern wurde zumindest von Einzelnen als Gefährdung des Instituts und der Bewegung erlebt, die besser und gefahrenloser im Stillen würde arbeiten können.[49]

Nach längeren Überlegungen entschloss sich Karl König Ende 1935, mit seiner Familie Pilgramshain zu verlassen und nach Wien zurückzukehren. Am 26. Februar 1936, am Vorabend von Rudolf Steiners 75. Geburtstag, verfasste König einen Abschiedsbrief an die Mitarbeiter des Instituts und an Freunde der anthroposophischen Heilpädagogik; er hielt Rückblick auf die siebeneinhalbjährige Tätigkeit in Pilgramshain und in der anthroposophisch-heilpädagogischen Bewegung, ging auf das Positive und Schmerzliche ein, und schrieb:

KARL KÖNIG
(in Österreich approbierter Arzt)
SCHLOSS PILGRAMSHAIN

STRIEGAU-LAND, am
Fernruf 384

26. Februar 1936

Liebe Freunde!

Heute, am Vorabend von Dr Steiners 75. Geburtstag, möchte ich den Abschied aus der Reihe der in der Heilpädagogik tätigen Menschen nehmen. Vor 8 Jahren trat ich in diesen Kreis. Heute scheide ich daraus, durch mancherlei innere u. äußere Ereignisse, dazu gezwungen. Die Arbeit am Aufbau des Pilgramshainer Institutes war ein Teil meiner Lebensarbeit. Überschaue ich es jetzt, so waren es meine Lehrjahre u. ich hoffe, daß nun die Wanderjahre beginnen können. Diese Lehrjahre sind voll der glücklichsten u. schmerzlichsten Erlebnisse. Der Aufschwung der heilpädagogischen Arbeit, die großen Tagungen in Hamburg u. Berlin, in London sind unvergeßlich. Die vielerlei Arbeiten mit hunderten Menschen, die innerstes Interesse an unserem Werk hatten, gehören zu dem Schönen. Die Stunden der Andacht in der ärztlichen Sorge um die Kinder zu dem Innigsten in der Erinnerung.
Schmerzlich sind die mehr „internen“ Erlebnisse. Das immer wiederkehrende Versagen der menschlichen Gemeinschaft innerhalb des Institutes u. zwischen den Instituten. Die eigene Selbstgefälligkeit u. die der Freunde. Die vielen Scheuklappen vor der Welt in unseren Reihen u. jetzt das Verlassen-Sein von allem, was noch vor Monaten das innerste Leben bedeutet hat.

Ich möchte Ihnen mitteilen, daß ich zunächst für einige Monate in die Tschecho-Slowakei gehe u. dort mit einigen Ärzten (etwa 25) intensiv anthroposophisch zu arbeiten.

Abschiedsbrief Karl Königs, 26.2.1936

Anschließend daran (am 1. August 1936) werde ich mich in Wien als Arzt niederlassen, um zunächst in aller Stille & Bescheidenheit verschiedene Dinge zu verfolgen, die mir wichtig erscheinen.

Ich werde sehr froh sein, ~~von~~ wenn einmal der eine oder andere von Ihnen sich so an mich erinnert, daß er mich etwas vom Leben in den Instituten wissen läßt.

Ich wünsche allen eine gedeihliche Arbeit & den Segen der göttlichen Mächte.

Dr König

Abschiedsbrief Karl Königs, 26.2.1936

Die Arbeit am Aufbau des Pilgramshainer Institutes war ein Teil meiner Lebensarbeit. Überschaue ich es jetzt, so waren es meine Lehrjahre und ich hoffe, dass nun die Wanderjahre beginnen können. Diese Lehrjahre sind voll der glücklichsten und schmerzlichsten Erlebnisse. Der Aufschwung der heilpädagogischen Arbeit, die großen Tagungen in Hamburg und Berlin, in London sind unvergesslich. Die vielerlei Arbeiten mit Hunderten von Menschen, die innerstes Interesse an unserem Werk hatten, gehören zu dem Schönen, die Stunden der Andacht in der ärztlichen Sorge um die Kinder zu dem Innigsten in der Erinnerung. Schmerzlich sind die mehr «internen» Erlebnisse, das immer wiederkehrende Versagen der menschlichen Gemeinschaft innerhalb des Institutes und zwischen den Instituten, die eigene Selbstgefälligkeit, die der Freunde und die vielen Scheuklappen vor der Welt in unseren Reihen und jetzt das Verlassen-Sein von allem, was noch vor Monaten das innerste Leben bedeutet hat. Über alle dem aber steht die große Führung, die uns zusammengebracht hat, der ideale Schwung, der uns die ganze Arbeit gründen und weiterfördern ließ, und die großen Durchbrüche, in denen man in der Gemeinschaft der Freunde das Wirken der geistigen Welt unmittelbar erleben durfte. Dieses Wirken bleibt unerschütterlich in unseren Reihen und in unserer Gemeinschaft.[50]

König verließ Pilgramshain und reiste nach Prag, wo er seit Jahren eine anthroposophische Ärztearbeit erfolgreich aufgebaut und ärztliche Konsultationen durchgeführt hatte – und bald darauf nach Wien. Die böhmische Gegend, der Karlstein und alles damit Verbundene bedeuteten ihm viel; er erlebte diese Landschaft als eine innere Heimat und war davon überzeugt, dass sie auch in Zukunft von außerordentlicher Bedeutung für das Schicksal Mitteleuropas werden würde: «Seit Jahren schon stieg immer wieder neu das Bild einer geistigen Ostmark[51] in mir auf. Ein Bild, das oft in schweren und auch in guten Stunden etwas erhellte, was für das Schicksal meines Lebens bestimmend ist. Diese geistige Ostmark umschließt das Land Schlesien, Böhmen und den östlichen Teil von Österreich. Und es erschien mir immer so, als würde ich meine ganze Tätigkeit, die innere und äußere, in diesen drei Ländern tun. Hier liegt ein Punkt, oder *der* Punkt meiner Aufgaben. So viele Medikamente unter die Menschen zu bringen, dass dadurch die Atmosphäre der ganzen Landschaft aufgehellt wird. Diese Aufhellung soll dazu beitragen, dass am Ende dieses Jahrhunderts der Herabstieg der Seelen in diese aufgehellte Landschaft erleichtert und ermöglicht wird. Denn es scheint, als würde in diesen Zeiten diese Landschaft auch eine Rolle zu spielen haben in dem Endkampf zwischen den lichten und dunklen Kräften. Und Seelen werden für diesen Endkampf notwendig sein, deren Herabstieg gerade durch die von uns zu leistende Arbeit möglich sein wird.»[52]

*

Wieder allein und auf sich gestellt, musste Karl König in Wien, 34-jährig, einen völligen Neubeginn versuchen. Er hatte fast alle seiner Patienten sowie den heilpädagogischen Zusammenhang verloren, in dem er – trotz verschiedener Probleme – über sieben Jahre erfolgreich gearbeitet hatte. Die heilpädagogische Gemeinschaft als solche war König außerordentlich wichtig gewesen; auch seine eigenen Kinder, die der Ehe mit Tilla Maasberg entstammten, waren in ihr aufgewachsen. Eine Kassen- oder Privatpraxis als Zentrum der eigenen Tätigkeit konnte für Karl König kein erstrebenswertes Zukunftsziel mehr sein, nachdem er bereits in Arlesheim, bei Ita Wegman, eine reale Therapiegemeinschaft erlebt und als Zukunftselement der Medizin erfahren hatte. Diese Weise des gemeinschaftlichen Arbeitens hatte König in Pilgramshain fortgesetzt, obwohl er dort im Hinblick auf seine Praxis und die sozialmedizinisch-anthroposophische Vortragstätigkeit einmal mehr eigene Wege gegangen war. Dennoch musste er nun in Wien einen bürgerlichen Versuch der Praxisgründung unternehmen – in der Stadt seiner Herkunft, an einem Nullpunkt seiner Existenz, und unter schwierigen sozialpolitischen Bedingungen, zwei Jahre vor dem «Anschluss» Österreichs an das nationalsozialistische Deutschland Adolf Hitlers. Er musste für die Existenzsicherung seiner Familie wirken, und zugleich eine Basis für weitere Zukunftsschritte schaffen. Er dachte perspektivisch an die Gründung einer Klinik und eines Kinderheims in der Nähe von Wien, war jedoch vorläufig mit dem Allernächsten beschäftigt: *«Monatelang war [...] nur das zum Leben Notwendigste vorhanden.»*[53]

Karl König aber hatte in Wien erneut große therapeutische Erfolge – und seine Patientenzahl wuchs von Woche zu Woche. Wie schon in Pilgramshain vermochte König, sich in kürzester Zeit einen Ruf als praktischer Arzt zu erwerben, der in verschiedensten Gesellschaftsschichten bekannt war. Seine Patientin Anke Weihs, die zur Gründergruppe der Camphill-Gemeinschaft gehörte, beschrieb Königs besondere Ausstrahlung als Arzt, den Weg seiner Wirksamkeit, die sie in Wien an ihm erlebte; am Ende längerer Ausführungen über die Erstbegegnung mit Dr. König betonte sie: «In König war der Blick der Durchbruch für den Wärmestrom, der Blick selbst das heilende Wirken. Denn man fühlte, du bist mit Achtung und Mitgefühl in der verborgensten Wahrheit erkannt. Ich glaube, dieser erste, ernste Blick – Dr. König sagte wenig – war der eingreifende Schritt zur Heilung. Die Arzneien, die ihm folgten, waren erfolgreich, weil etwas im Inneren angefangen hatte, sich zu verändern.»[54]. Sechs Monate vor seinem Lebensende sagte Karl König in einem Föhrenbühler Vortrag:

> Das Wirken des Arztes als Persönlichkeit, nicht als Übermittler einer Medizin, das hat auf dem Weg zu einer neuen, nennen wir sie, anthroposophischen Medizin zu sein. [...] Das heißt, wovor wir heute stehen, ist die Neueingliederung der ärztlichen Persönlichkeit in das Wirken des Therapeutisch-Medizinischen. Erst wenn in einzelnen Gruppen von Menschen und Ärzten erkannt wird, dass nämlich ein Medikament erst dann zu wirken beginnt, wenn der

> Patient es entgegennimmt, wenn der Arzt aus der Vollmacht seines Auftrags es darreicht, dass dann erst eine neue anthroposophische Medizin, das heißt eine Mysterienmedizin auf dem Weg sein wird, sich zu entfalten. [...] Dass der Arzt mit seinem Auftrag selbst wieder hereintritt in das Wirken des Arzneilichen, das ist es, um was es geht.[55]

Neben seiner ärztlichen Arbeit richtete König in seiner Praxis jede Woche einen geisteswissenschaftlichen Vortragsabend ein, den seine Kranken (und weitere Interessierte) besuchen konnten. Bald kamen jedoch nicht nur einzelne Menschen zu diesen anthroposophischen Vorträgen, sondern bildeten eine Gemeinschaft um König, fanden Anschluss an ihn – als einen hochbefähigten anthroposophischen Lehrer und Freund. Diese jungen, zwischen zwanzig und fünfundzwanzig Jahre alten Menschen waren nahezu ausschließlich in der Zeit des Ersten Weltkrieges geboren worden, entstammten verschiedenen Gesellschaftsschichten und hatten sehr unterschiedliche Ausbildungen. Gemeinsam mit König – unter seiner Leitung – studierten sie die Anthroposophie, führten jedoch auch zusammen in der Adventszeit des Jahres 1936 die von Karl Julius Schröer und Rudolf Steiner wiederentdeckten Oberuferer Weihnachtsspiele auf, tief berührt von der – so König – einfachen Gläubigkeit der Bilder und Worte (und ihrer gemeinschaftsbildenden Kraft im Lichte des Christus-Ereignisses). Die mit König begonnene geisteswissenschaftliche Studienarbeit setzte dagegen mit einer intensiven Beschäftigung mit Biographien von Menschen ein, die in der Zeit des Ersten Weltkrieges gewaltsam die Erde verlassen hatten – wie Franz Marc und August Macke, Bernhard von der Marwitz und Otto Braun. Karl König schrieb zu dieser Arbeit: «Wir glaubten zu empfinden, dass diese Jugend etwas vorzubereiten versuchte, das von uns fortgesetzt werden sollte. So fanden wir uns hinein in den Strom historischen Werdens. Wir wollten ja nicht abseits stehen, sondern eine mitteleuropäische Aufgabe zu verwirklichen helfen.»[56] In dieser Intention und ausgehend von den konkret betrachteten Einzelschicksalen bemühte sich der Studienkreis um die von Rudolf Steiner eröffneten Aspekten zu Reinkarnation und Karma sowie um die Weiterwirksamkeit der irdisch Verstorbenen, im Sinne der geschichtsbildenden Intentionalität des menschlichen Ichs.

Im Anschluss daran begann eine gemeinsame Arbeit an dem von Rudolf Steiner im Oktober 1922 in Stuttgart gehaltenen *Pädagogischen Jugendkurs.* Junge Menschen, die überwiegend Teil des anthroposophischen Hochschulbundes waren und an der Anthroposophischen Gesellschaft litten, hatten Rudolf Steiner um persönliche Unterredungen gebeten, nach deprimierenden Erlebnissen im Verlauf des Wiener Ost-West-Kongresses. Rudolf Steiner hatte ihnen daraufhin einen unkonventionellen Vortragskurs angeboten (*«Wir wollen das Programm während des Kurses selber lebendig unter uns entstehen lassen.»*[57]), der dann auch stattfand und den Teilnehmern außerordentlich viel bedeutete. Es waren, so Wilhelm Rath, «eigentlich Gespräche mit der Seele der Jugend»[58], die Rudolf Steiner führte – Gespräche von wegweisendem Charakter. – Bei der Lektüre dieser impulsierenden Vortragsnachschriften wurde der jungen Studiengemeinschaft um Karl König im präfaschistischen Wien der Jahre 1937/38 deutlich, dass es darum gehen müsse, der verfallenden mitteleuropäischen Zivilisation einen Keim der Erneuerung einzupflanzen, in der Fortführung der Intention von Frühverstorbenen und mit Hilfe der Anthroposophie. Seit längerem war die Freundesgruppe um Karl König von dem Wunsch beseelt, in irgendeiner Hinsicht gemeinsam tätig zu werden – als Gruppe Anthroposophie handelnd in der Welt zu verwirklichen. Das Studium des *Pädagogischen Jugendkurses* half den Freunden um Karl König auf diesem Weg entscheidend weiter; ein junges Mitglied der Gruppe charakterisierte später den Umgang mit Steiners Kurs und die gesamte Arbeitsatmosphäre um König mit den Worten:

> In der Landschaft dieser Vorträge Rudolf Steiners gewann unser Impuls eine endgültige Prägung: Wir fühlten, wenn auch vielleicht noch dumpf, dass die Anthroposophie ein Weg der Existenz ist

Dr. Rudolf Steiner

Pädagogischer Jugendkurs

gehalten zu Stuttgart, 3. bis 15. Oktober 1922.

Exemplar Nr. 485.

für Herrn Paul Rosenkranz.

Nach einer vom Vortragenden nicht durchgesehenen Nachschrift herausgegeben von der Sektion für das Geistesstreben der Jugend am Goetheanum.

Rudolf Steiner: Pädagogischer Jugendkurs

und dass durch sie die Aura entsteht, in welcher sich das Christentum in unserer Zeit offenbaren kann. Diese Begegnung mit der Anthroposophie war für uns ein erstaunliches Erlebnis. Es wäre nicht exakt zu sagen, dass wir Karl König, diesen außerordentlichen Mann, getroffen haben und dass Anthroposophie deshalb für uns so entscheidend wurde, wie sie es für ihn war. Ohne Zweifel war er ein außerordentlicher Mensch. Wir spürten dies bei der ersten Begegnung, und wir wussten, dass er einen großen Teil seiner Größe dem verdankte, was Anthroposophie lebendig in ihm bewirkt hatte, und dass ein neues Christentum sich in ihm zum Ausdruck brachte. Wichtiger und wirklicher aber war, dass es durch ihn möglich wurde, dass in den eineinhalb Jahren, in denen wir noch in Wien zusammen sein konnten, in jedem einzelnen von uns Anthroposophie eine individuelle Flamme wurde. Wir konnten uns entscheiden, unser Leben einer zukünftigen Gemeinschaft zur Verfügung zu stellen, die ein Gefäß werden sollte für einen weiteren Schritt der Inkarnation der Anthroposophia. In diesem Vorgang, der jeden von uns ergriffen hatte, war Karl König der beratende Freund. Er nahm sich selbst ganz zurück, um die Anthroposophie um so stärker durch sich wirksam werden zu lassen. (Peter Roth[59]).

*

Im Sommer 1937 war Karl König zu Gast im Kloster Hohenfurt bei Grumau und bewegte sich in der Heimat des österreichischen Dichters Adalbert Stifter, dessen Werk er verehrte. Stifters Andacht zum Kleinen sowie sein Bekenntnis, dass jeder Mensch ein Kleinod für den Anderen sei, zählte König zu den essentiellen Grundlagen der heilpädagogischen Haltung. Weiter war Karl König in diesem Sommer – zwei Jahre vor Ausbruch des Zweiten Weltkrieges – auch am Schwarzen Meer, wo er sich intensiv mit Rudolf Steiners Darstellungen der kolchischen

Mysterien beschäftigte, in denen auch der Beziehung zwischen Buddha und dem Christentum sowie der Einweihung der Individualität Franz von Assisis nachgegangen wurde. Diese Studienerfahrungen fanden eine tiefe Resonanz in Königs Seele; sie waren eine innere Vorbereitung für die kommende schwere Zeit, zugleich jedoch ein Appell, an dem begonnenen Weg festzuhalten

Nur drei Monate nach der erneuten Aufführung der Oberuferer Weihnachtsspiele im Winter 1937/38 standen die Truppen der deutschen Wehrmacht in Wien. Am Abend dieses Tages versammelte sich die Studiengruppe um Karl König erneut in seiner Praxis, und las den letzten Vortrag des pädagogischen Jugendkurses, in dem Rudolf Steiner mit eindringlichen Worten auf das Wirken Michaels hingewiesen hatte – sowie auf die soziale Notwendigkeit, dieser Zukunftswirksamkeit helfend entgegenzukommen. König zufolge schied die Gruppe mit dem Versprechen voneinander, den gemeinsamen Zielen treu zu bleiben – an einem Tag des Schreckens, dem viele weitere nachfolgen sollten. – Erst im Vorjahr 1937 war die Freundesgruppe überein gekommen, eine heilpädagogische Arbeit als Zukunftswerk zu beginnen. Bedenkt man die Ausbildungen, die Studiengänge und Berufszweige der jungen Menschen, so lag die Heilpädagogik nicht unbedingt nahe. Zwar brachten Karl und Tilla König diesbezüglich eine gewisse Vorerfahrung mit – dennoch war Pilgramshain keinesfalls ausschlaggebend. Im Mittelpunkt der Gruppenintention stand vielmehr die Formung einer sozialen Gemeinschaft spiritueller Fundierung, die etwas Wesentliches zum Fortgang der Menschheit und zur Schaffung menschenwürdiger Lebensbedingungen beitragen wollte. Das «behinderte», von Rudolf Steiner als «Seelenpflege-bedürftig» angesprochene Kind war es, das dieser Gemeinschaftsintention dann ihre Richtung gab – ihr half, einen wirklichen Mittelpunkt und eine innere Zielsetzung zu finden. Für König war das «Seelenpflege-bedürftige» Kind seit seinen Erlebnissen in Arlesheim und Pilgramshain ein Geschenk für die menschliche Gesellschaft – eine unersetzbare Gabe und Aufforderung, sich auf das eigentlich Menschliche zu besinnen. Mit diesen Erfahrungsweisen erreichte er seine jungen Freunde, in einer Zeit, die die Entstellung des Menschenbildes in extremer Weise sichtbar werden ließ.

Der Einmarsch der Nationalsozialisten aber erschwerte jede Zukunftsplanung. Die jüdischen Mitglieder von Königs Gruppe waren von Deportationen bedroht, die bereits im Sommer 1938 begannen. Mit Hitlers Macht war etwas Verhängnisvolles in die Entwicklung Österreichs und Mitteleuropas eingebrochen – das wusste Karl König, den Ita Wegman bereits Anfang 1933 vor den kommenden Entwicklungen gewarnt hatte. [60] Königs Gruppe verfasste in großer Eile und angesichts der existentiellen Bedrohung einen «Plan zur Errichtung eines heilpädagogischen Institutes», der den Regierungen in Irland und Zypern zugesandt wurde – mit der Bitte um Gewährung von Einreisemöglichkeiten. Irland lehnte ab, von Zypern kam nie eine Antwort. Daraufhin wurde in der Gruppe die vorläufige Flucht jedes Einzelnen beschlossenen. Karl König, dem katholisch getauften Anthroposophen jüdischer Herkunft gelang es erst sehr spät und mit Hilfe einer einflussreichen Patientin, aus Österreich zu entkommen. Im Juni 1938 konnte er sich in die Schweiz absetzen, während Tilla mit den Kindern nach Gnadenfrei reiste. Auch Karl Königs Eltern entkamen mit viel Glück dem Terror der Nationalsozialisten.[61]

*

Königs Wochen und Monate in der Schweiz waren schwierig, von menschlichen Enttäuschungen gesäumt und ohne konkreten Ansatzpunkt für die Zukunft. Erst im Frühherbst sah Karl König ein reales Licht am Horizont – in Frankreich, wo Ita Wegman seit zwei Jahren eine heilpädagogische Filiale (durch eine ehemalige Mitarbeiterin Königs in Pilgramshain) unterhielt. Ita Wegman legte Karl König nahe, sich ebenfalls nach Frankreich zu orientieren; am 28. September 1938, zwei Jahrsiebte nach Rudolf Steiners letzter Michael-Ansprache vor den Mit-

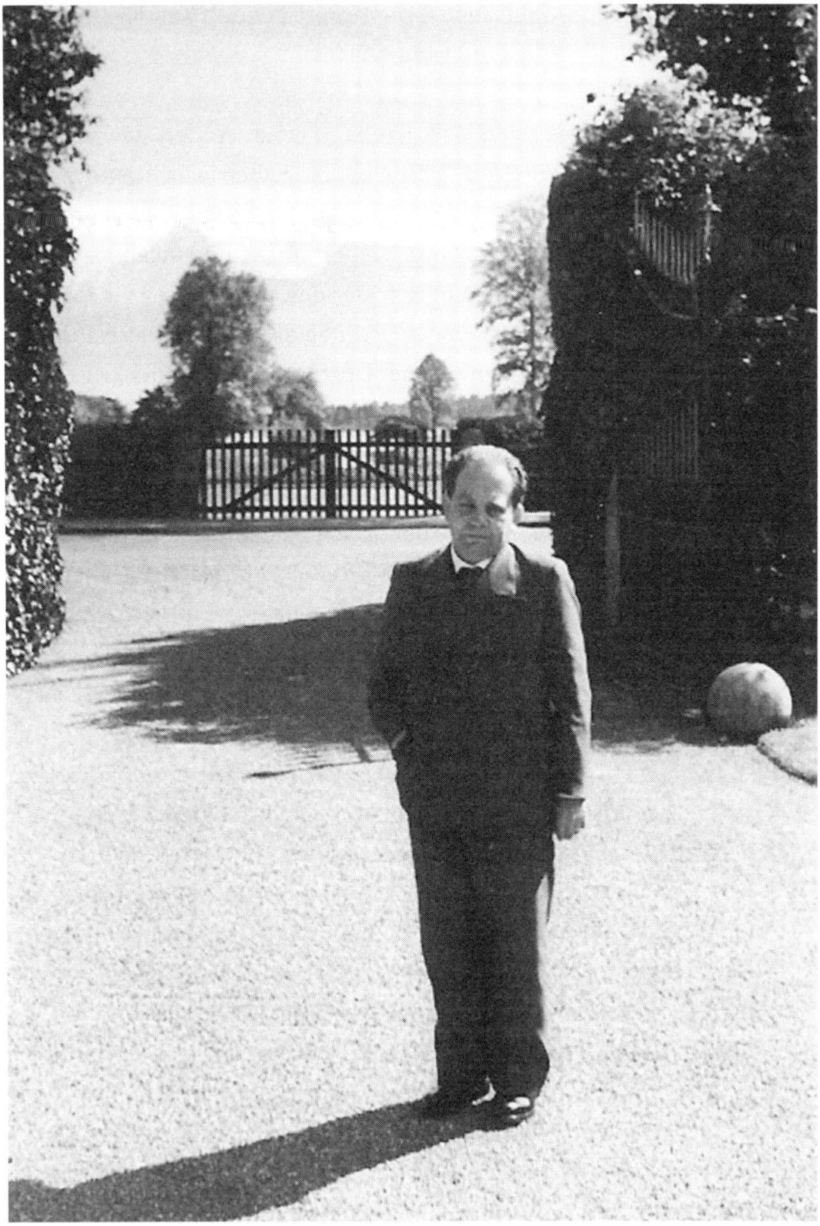

Karl König am Thuner See, Sommer 1938.

gliedern der Anthroposophischen Gesellschaft, schrieb Karl König seiner Freundesgruppe aus Paris:

> Es ist ein seltsames Land. Ich glaube, dass es in den nächsten Jahrzehnten noch eine große Bedeutung haben wird, denn es spricht alles dafür, dass es der Raum für die geistige Wiedergeburt von Mittel-Europa sein wird. Viel Heiliges und Heilendes ist hier zu finden. Der alte Strom der Marienweisheit lebt hier fort, und die Gnade, die davon ausgeht, ist überall spürbar. Das wahre Muttertum ist hier noch zu Hause. Doch diese Mütterlichkeit ist traurig, wie Herzeloide, als Parzival von ihr fortgeritten ist. Er hat die Mutter verlassen und sucht den Weg zum heiligen Gral. Es ist auch das Bild der «Pieta», das immer wieder in der Seele aufsteigt, wenn man «La France» sucht. Ich glaube, dass Ihr dieses Bild der um den Sohn weinenden Mutter in Eure Herzen aufnehmen sollt, es wird uns weiterhelfen. Denn vielleicht dürfen wir diese trauernde Mutter trösten kommen.
>
> Bitte, fangt an, fleißig Französisch zu lernen. Bitte lest auch, soweit es möglich ist, die Legenden von Parzival, besonders in der Fassung des Wolfram von Eschenbach. Da lebt «Notre-Dame». Ich schreibe Euch bald wieder und dann ausführlicher noch. Inzwischen aber bitte ich Euch, mir zu antworten und mir zu sagen, was Ihr zu meinem Plan sagt. Ich grüße Euch alle von ganzem Herzen. Denkt soviel an unser Werk, dass es sich aus dieser reinen Kraft des Strebens und Denkens gebiert. In aller Verbundenheit bin ich Euer Dr. König.[62]

Königs Brief war von idealistischen Hoffnungen durchsetzt, auf der verzweifelten Suche nach einem Land, das der intendierten Initiative positiv entgegenkommen würde. König hoffte auf «Notre Dame» – weniger als eineinhalb Jahre später aber besetzte die deutsche Wehrmacht das französische Land und traf dort auf nur geringen Widerstand. Deportationen von Menschen jüdischer Abstammung folgten, die das Schicksal von Königs Freundesgruppe – bei einem Arbeitsbeginn in Frankreich 1938/39 – besiegelt hätte. Diese Gruppe aber war zum Zeitpunkt der in Frankreich eintreffenden deutschen Truppen bereits in Schottland.

Ita Wegman hatte König – nach der leidvoll miterlebten Stagnation seiner französischen Bemühungen und dem überraschenden Eintreffen einer Emigrationsmöglichkeit nach England – mit Nachdruck dazu geraten, nach London und dann weiter nach Aberdeen zu gehen, wo sie vermögende Freunde hatte. Das Visum für Karl König hatte Eugen Kolisko besorgt, der sich seit 1936 in England aufhielt und um die Situation Königs wusste. Als der Brief des englischen Gerneralkonsulats in Bern König erreichte und er von seinen überraschenden Ausreise-, Studien- und Arbeitsmöglichkeiten in Großbritannien las, empfahl Ita Wegman Karl König, diesen Wink des Schicksals augenblicklich aufzugreifen. Am 8. Dezember 1938 traf Karl König in London ein, in seinem 37. Lebensjahr, der biographischen Wendezeit des «zweiten Mondknotens».

*

Nur wenige Tage nach seiner Ankunft in London fuhr Karl König mit Bekannten nach Williamstown, westlich von Aberdeen in Schottland, wo die Freunde Ita Wegmans ihm und seiner nachkommenden Gruppe ein leerstehendes ehemaliges Pfarrhaus aus Granit für ihre Arbeit zur Verfügung stellen wollten – ohne Elektrizität und Heizung, doch mit fließendem Wasser. Nach London zurückgekehrt, sandte Karl König unmittelbar vor dem Weihnachtsfest 1938 einen Brief an die Freunde, in dem es hieß:

> Mit freudigem Herzen und in dankbarer Andacht schreibe ich Euch allen heute den Weihnachtsgruß. Er geht zu allen unseren Freunden, und ich hoffe, er erfüllt Euch alle mit der gleichen

> Freude, die ich in mir trage. Denn seit zwei Tagen ist unser aller Ziel um ein großes Stück nähergekommen, und mir ist es, als wäre nun, ganz knapp vor Weihnacht, ein Spalt der Türe aufgegangen, der uns das Licht unserer Zukunft ahnen lässt.[63]

König schilderte dann seine Erfahrungen in Schottland, beschrieb das Gelände und die freundlichen Gastgeber. Am Ende des Weihnachtsbriefes formulierte er in fast hymnischer Weise:

> So haben wir also «unser Irland» gefunden. Es klingt recht märchenhaft, ist aber wahr, und ich hoffe, dass eine große, reine und schöne Gemeinschaft nunmehr entstehen kann. Mir erscheint es von entscheidender Bedeutung für unser Streben zu sein, dass dies zu Weihnachten sich entschieden hat. Dass wir die guten «Wirte» fanden, die uns wollen, und dass unser ganzes Trachten dahin zu gehen hat, dass in unserer Hände Arbeit, in unseres Herzens Wollen und in unseres Denkens Helligkeit, aber immer in der Gemeinschaft unseres Tuns, das Weltenwort sich offenbaren kann.[64]

Die gemeinsam inszenierten Oberuferer Weihnachtsspiele und die Grundstein-Meditation Rudolf Steiners aus der Zeit der Weihnachtstagung 1923/24 klangen in Königs Weihnachtsbrief nach – ebenso die Abschlussworte des *Pädagogischen Jugendkurses*: *«Die Hauptsache wird sein, dass wir uns gefunden haben in unserem Herzen. Dann wird auch einfließen das Geistige, das Michaelhafte in unsere Herzen.»*[65]

Trotz dem erahnten Hoffnungslicht und der brieflich an die Freunde zum Ausdruck gebrachten Zuversicht durchlebte König in London schwere Stunden und Tage: «Da saß ich nun, herausgerissen aus meiner Arbeit, und ich kam mir vor wie ein Schiffbrüchiger, der auf eine einsame, unbekannte Insel verschlagen ist. Meine Kerze flackerte und warf seltsame Schatten an die Wand. Europa hatte ich hinter mir gelassen – denn hier war nicht mehr Europa; es war schon ein Stück der westlichen

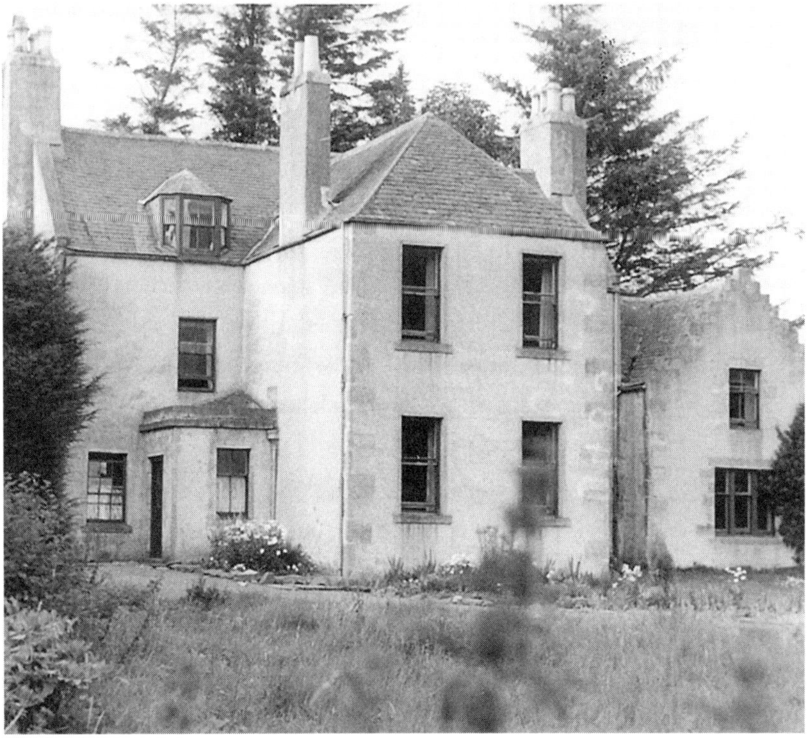

Kirkton House

Welt. Die Sprache kannte ich nicht, die Menschen waren mir fremd. Sie hatten eine andere Lebensart als ich, und von ihrer Geschichte wusste ich wenig. Ich kam aus einem anderen Milieu und hatte andere Gewohnheiten, andere Ansichten. Einige von diesen Fremden kamen mir wohl freundlich entgegen, aber andere, auf deren Hilfe ich gerechnet hatte, zeigten nur gerade soviel Interesse, wie es die Höflichkeit verlangte. So war ich allein auf mich angewiesen. Werde ich noch einmal die Kraft zu einem Neubeginn aufbringen?»[66] Diese Gedanken bewegte Karl König in der Heiligen Nacht des Jahres 1938; in ihr aber fand er im Umgang mit der Bibel auch seine innere Schicksalslinie wieder:

Schon sah ich etwas mehr von der Aufgabe, die vor mir lag. Österreich war überrannt von Männern, die das innerste Wesen des europäischen Schicksals verraten hatten. Sie hatten es in ein Lager von Nationalisten verwandelt und kannten nur Macht und Gewalt. Europa war noch erfüllt von ihrem eitlen Ruhm, und schon war es auf dem Wege, ein Schlachtfeld zu werden. Könnten wir nicht ein Stück der wahren europäischen Bestimmung aufgreifen und es in ein Samenkorn verwandeln, so dass etwas von seiner eigentlichen Mission gerettet würde? Ein Stück von seiner Humanität, seiner inneren Freiheit, seiner Friedensliebe und seiner Würde? Wenn dies möglich wäre, hätte es dann nicht wieder Sinn, zu leben und zu arbeiten, sollten wir nicht versuchen, etwas von diesem Europa zu verwirklichen, das jetzt in die Unsichtbarkeit verschwinden musste? Nicht mit Worten, sondern mit Taten zu verwirklichen? Zu dienen und nicht zu herrschen, zu helfen und nicht zu zwingen, zu lieben und nicht zu kränken. Das wird unser Auftrag sein. – Solche Gedanken gingen mir damals durch den Sinn, und mit der Zeit konnte ich sie immer besser verstehen. Nach Wochen des Leids und der Not tauchten sie auf und standen vor mir, um mir das Rätsel meiner Existenz zu klären.[67]

*

Ganz und gar hilfreich für Königs Bemühung, das geschichtliche «Rätsel» seiner eigenen Existenz, den größeren Schicksalsgang seiner Individualität zu verstehen, waren Gespräche mit seinem anthroposophischen Freund Eugen Kolisko. Kolisko war 1936 ebenfalls nach London emigriert, tief verletzt und verstört von den Auseinandersetzungen innerhalb der Anthroposophischen Gesellschaft, die ihn – ebenso wie Karl König – 1935 ausgeschlossen hatte.[68] In den Gesprächen mit Karl König ging es vornehmlich um geschichtliche Zusammenhänge – insbesondere um das 17. Jahrhundert, um Böhmen, Wallenstein und die Rosenkreuzer –, wobei Kolisko über ein ungewöhnliches historisches Wissen verfügte, und König sehr viel weiterhelfen konnte. Karl König nahm seinerseits die persönliche Situation Eugen Koliskos unmittelbar wahr, nach dem weitgehenden Scheitern von Koliskos Plänen zur Errichtung einer großen geisteswissenschaftlichen Schule in London. König hatte schon früh die außergewöhnlichen Fähigkeiten Eugen Koliskos erkannt, aber auch dessen verletzbare menschliche Hülle. Nun gewann er den Eindruck, dass die werdende heilpädagogische Gemeinschaft des schottischen Pfarrhauses von schützender Bedeutung für Eugen Kolisko sein könnte. Zugleich erhoffte er sich von Kolisko geistige Unterstützung für seinen weitreichenden Versuch.

Nachdem noch am vorletzten Tag des Jahres 1938 Königs Frau und Kinder nach London gekommen waren, trafen in den ersten Monaten des Folgejahres 1939 weitere Mitglieder der Gruppe ein, darunter Alix Roth, die aus Zagreb kam, und Thomas Weihs, dessen Schiff das letzte war, das London vor Kriegsausbruch erreichte. Ende März bzw. Anfang April 1939 siedelte die Gruppe in das schottische Pfarrhaus über.

Die Südfenster des Hauses blickten weit hinaus in das schottische Hochland und auf einen sagenumwobenen, zweigipfligen Berg, den Bennachie. In der ersten Nacht nach seiner Ankunft träumte Karl König von ihm und seiner Aufgabe:

> Ich sah ein großes Schiff, von dem ich wusste, dass es die Arche Noah war, auf dem Gipfel des Bennachie landen. Es ankerte zwischen den beiden Kuppen des Berges. Dann gingen die Türen am Schiffsrumpf auf, und eine große Schar von Menschen, Männern, Frauen und Kindern, Große und Kleine, Alte und Junge, strömten aus dem Bauch der Arche. Sie zogen in Scharen vom Gipfel talwärts und begannen, das Land zu bevölkern. Verwirrt und erstaunt wachte ich auf. War das ein Zeichen der Zukunft?[69]

Am Ende der ersten gemeinsamen Woche im alten Pfarrhaus erlebte die Gruppe eine Sonnenfinsternis, die Zwielicht über das Land brachte – in einem Jahr, das den furchtbarsten Krieg in der Geschichte Mitteleuropas mit sich bringen sollte. Rudolf Steiner hatte in seinen Vorträgen aus dem «Fünften Evangelium» Andeutungen über die spirituelle Atmosphäre einer Sonnenfinsternis gemacht; König und seine jüdischen Freunde erlebten sie nun kurz vor Ausbruch des Zweiten Weltkriegs – und seines Todesprozesses, die das jüdische Volk in zentraler Weise betreffen würden. Die Freunde in Kirkton-House waren entkommen und hatten ihr eigenes Leben gerettet; ihre seelische Situation aber war schwierig:

> Unser eigenes kleines Bewusstsein schien zu flattern wie die Kerzenflamme in einem Sturm. Aus welchen Quellen sollten wir die Kraft nehmen, den Willen entzünden, etwas Gemeinsames zu tun, was keinen Namen hatte, noch ohne jede sichtbare Form war, von dem aber ausgemacht schien, dass es die ganze Existenz fordern würde, ob man es wollte oder nicht? Es wäre falsch zu denken, dass wir eine eng verbundene Gruppe gewesen wären, die sich rationell zu einem gemeinsamen Weg gefunden oder ihn gar geplant hätte. Eher empfanden wir eine Art spirituellen Sog, der uns hin und her warf, die wenigen noch ungeformten Bahnen unseres bisherigen gewohnten Lebens unterbrach und uns zeitweise in unsere eigenen Dunkelheiten in der beginnenden Dunkelheit der äußeren Welt führte. (Anke Weihs[70]).

So begann ein humanistischer Weg inmitten eines kriegerischen, von der «Vernichtung lebensunwerten Lebens» geprägten Zeitalters; in einem, so Anke Weihs, «spirituellen Sog».

Nur wenige Wochen später, Anfang Mai des Jahres 1939, nahm die Gemeinschaft um Karl König die ersten zwei «behinderten», Seelenpflege-bedürftigen Kinder auf.

An Pfingsten wurde das ehemalige Pfarrhaus feierlich seiner neuen Bestimmung übergeben. König ging in seiner Festesansprache auf die

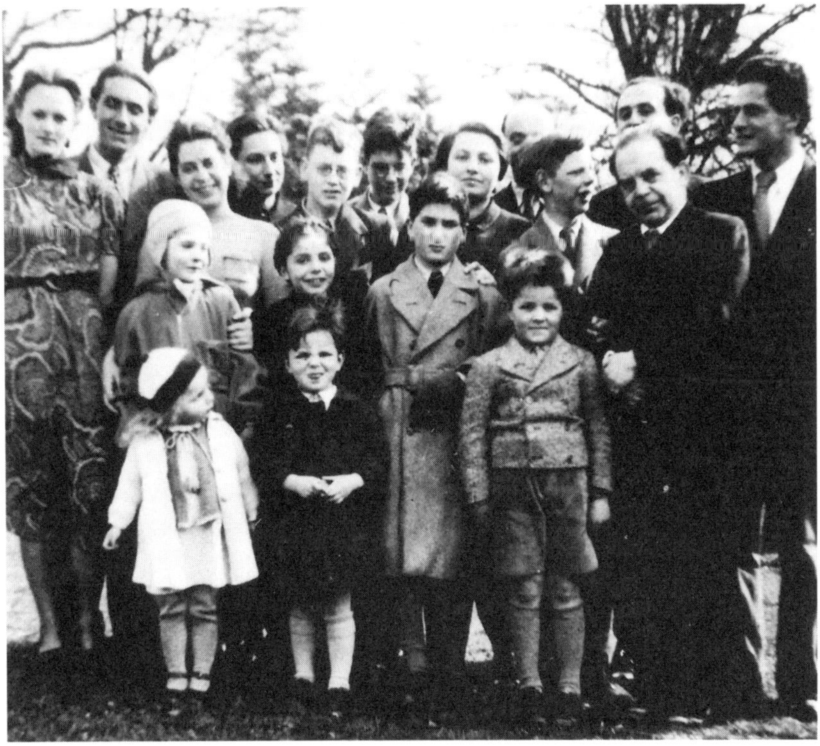

Die Gemeinschaft von Kirkton-House (1939)

Christianisierungsbewegungen Europas ein und wies darauf hin, dass das Christentum im 20. Jahrhundert in verwandelter Form durch die Anthroposophie in die schottische Landschaft der Hibernischen Mysterien zurückgebracht werden müsse. Er sagte dabei unter anderem:

> Wir sollen das richtig verstehen: Nicht, dass wir uns als Träger einer Mission betrachten sollen, sondern dass wir versuchen sollen, eine Begegnung des englischen Geistes mit dem Geist Mitteleuropas zustande zu bringen, eine Begegnung zwischen all dem, was in der deutschen Sprache geträumt und gedacht wurde, und demjenigen, was der englische Mensch als Taten vollbringen kann.

> Wir sollten einander versprechen, nicht eine mitteleuropäische Insel hier zu schaffen, sondern zu versuchen, so gut wir können, für das Gute dieses Landes zu handeln. Wir wollen uns darum bemühen, wissend, dass, wenn wir es nicht können, andere es können werden. Aber lasst es uns versuchen, und vielleicht erlaubt es uns der Geist, dass wir einen Beitrag geben dürfen.[71]

Die Ansprache endete mit der Verlesung von Rudolf Steiners Grundstein-Meditation – *«dass gut werde, / was wir / aus Herzen gründen, / was wir / aus Häuptern / zielvoll führen wollen.»*[72]

*

In der ersten Zeit der Kirkton-Gründung war Karl König in medizinischen Angelegenheiten viel in England unterwegs – er bildete sich an der Universität von Aberdeen weiter, war in London zu medizinischen Konsultationen, hielt Vorträge in großen Städten wie Birmingham, Manchester und Edinburgh. König war dabei, die Pilgramshainer Entwicklung – mit Aufbau einer großen Vortragstätigkeit und einer ausgedehnten ärztlichen Wirksamkeit – in England zu wiederholen. Königs ärztliche und didaktische Fähigkeiten waren groß – er wurde gefragt und hatte Erfolg. Diesmal jedoch holten ihn seine Freunde zurück: er bemerkte seine unverzichtbare Bedeutung für das Gelingen der gemeinschaftlichen Bemühung und reduzierte seinen Wirkenskreis, um die Initiative von «Kirkton-House» zu verstärken.

Wie König diese gemeinsame Initiative geisteswissenschaftlich fundieren wollte, zeigt die Studienliteratur der Freunde; man arbeitete an der *Chymischen Hochzeit* Christian Rosenkreuz' sowie am *Heilpädagogischen Kurs* und an den christologischen Vorträgen Rudolf Steiners. Die neue, anthroposophische Heilpädagogik verstand König als immanenten Teil einer therapeutischen Strömung des esoterischen Christentums – hier war ihre spirituelle Quelle, ihre Aufgabe und Zielsetzung, inmitten des

In der Zeitenwende
Trat das Welten-Geistes-Licht
In den irdischen Wesensstrom;
Nachtdunkel hatte ausgewaltet
Taghelles Licht
Erstrahlte in Menschenseelen

Licht, das erwärmet
Die armen Hirten~~seelen~~ herzen
Licht, das erleuchtet
Die weisen Könighäupter –

Göttliches Licht
Christus Sonne
Erwärme unsre Herzen
Erleuchte unsre Häupter

Dass gut werde
Was wir aus Herzen
Gründen
Aus Häuptern
Zielvoll führen wollen.

Rudolf Steiner: Grundstein-Meditation, 4. Strophe

20. Jahrhunderts. Aus dieser Substanz wollte König mit seinen Freunden arbeiten – jeder von ihnen begann, «sein persönliches Schicksal in die Waagschale des werdenden Werkes zu geben» (König)[73], trotz nicht unerheblichen Schwierigkeiten des Anfangs. «[...] die meisten waren bisher Studenten gewesen, deren Tageslauf nur oberflächlich geordnet war, kaum einer wusste, wie man einen Besen führt, Betten macht, Zimmer putzt oder Wäsche versorgt. Auch das Kochen musste gelernt werden, und so war es eine harte Schule der Selbsterziehung, die durchschritten werden musste. Auch Spaten und Schaufel, Hacke und Rechen waren unbekannte Geräte; die Arbeit im Garten aber forderte ihren Gebrauch.» (König[74]). Tilla Maasberg, die über große heilpädagogische und hauswirtschaftliche Fähigkeiten verfügte, leitete die jungen Menschen in vorbildlicher Weise an; darüber hinaus konnten sie mit all ihren praktischen Fragen und größeren Sorgen auch zu Karl König kommen, im Sinne einer lernenden Gemeinschaft. Zusammen mit den Kindern bildete man Hausgemeinschaften, teilte ihren Tag und ihre Nacht, ihr Schicksal im schottischen Pfarrhaus – in Schatten und Licht: *«Für viele von uns war es eine Offenbarung zu erleben, wie ‹normal› zurückgebliebene Kinder sind. Tag für Tag eröffneten sich völlig neue Aspekte für das ganze Gebiet der Heilpädagogik.»* (König[75])

*

Inmitten der begonnenen Aufbauarbeit starb Ende November 1939 Eugen Kolisko – plötzlich und alleine im Abteil eines Londoner Vorortzuges. Karl König erhielt erst einige Tage später Nachricht vom Tod des Freundes, befand sich jedoch unmittelbar nach dessen Schwellenübertritt in einem veränderten Bewusstseinszustand: «Mir schien, als mischten sich übersinnliche Eindrücke in die täglichen Erfahrungen, und es war nicht leicht, die Grenze zwischen hüben und drüben genau zu erfassen.» Karl König schrieb vierzehn Jahre später erläuternd: «Ich erwähne das, weil seither und viele Jahre hindurch Eugen Kolisko mir oft zur Seite war. Als Helfer,

Mahner und Bruder ging er lange neben mir her. Ich weiß, dass viele der Ereignisse, die seinem Schwellenübergang folgten, nur vermittels seines Rates und seines Eingreifens sich vollziehen konnten.»[76] König rechnete Kolisko zur größeren Freundesgruppe von Kirkton-House und fühlte sich ihm und seinem Weg verbunden. Diese Verbindung hatte auch noch Koliskos Tod Bestand und gehörte für König zu den zentralen Entwicklungsbedingungen der Gemeinschaft. In Wien hatten er und seine Freunde sich mit dem vorzeitigen Erdentod von kulturwirksamen Persönlichkeiten aus der Zeit vor dem Ersten Weltkrieg beschäftigt – und sich vorgenommen, deren Impulse auf Erden weiterzuführen. Mit Kolisko hatte König nun einen ersten großen Freund in der geistigen Welt, erfuhr seinen Beistand und seine Hilfe.

Als Eugen Kolisko starb, hatte der Zweite Weltkrieg bereits begonnen. Die Gemeinschaft von Kirkton-House war im fernen Schottland von der mitteleuropäischen Wirklichkeit abgetrennt, vollkommen isoliert und allein. Einen Tag nach Koliskos Tod und in der Zeit des «seltsamen Bewusstseinszustandes» notierte Karl König in seinem Tagebuch über die Situation des Krieges:

> Mitten im Krieg, in der Hast des Angriffs und dem der Gegenwehr; in der Angst vor der Zerstörung und in der Blindheit des Hasses, mitten in Tod und Zerstörung sollte der Name Rudolf Steiner nicht vergessen werden.
> Jedermann weiß heute in diesem Land, dass dieser Krieg eine Wandlung bis in die innerste Natur des einzelnen Menschen zu bedeuten hat. Dass jeder, der durch diesen Krieg durchgeht, am Ende als Getaufter daraus herauftauchen wird. Aber die Art der Taufe, die er empfangen wird, wird von ihm selbst abhängen: Ob diese Taufe in die Höhen oder in die Tiefen führt.
> Jedermann weiß heute auch, dass dieser Krieg der erste ist, der nicht mehr mit Menschen-Wollen allein geführt wird, sondern dass die Maschine stärker war als der menschliche Wille und dass

heute die Maschinen die Menschen in den Kampf führen. Der Mensch hat die Wahl, von der Maschine oder vom Himmel die Taufe zu empfangen.
Die Maschine entstand, weil die Naturwissenschaft ihre Sendung vergaß. Die Naturwissenschaft aber vergaß ihre Sendung, weil die sie inaugurierenden Menschen ihre innere Wesenheit nicht mehr kannten.
Was im Jahre 1859 das Licht der Welt betrat: «On the Origin of Species by Means of Natural Selection» von Charles Darwin, ging von diesem Lande aus. Was aus den Ideen dieses Buches geworden ist, kommt als die böse Kraft des Nationalismus zurück. Darwin begründete eine Selektions-Theorie, die heute ihre Früchte als politischer Nationalismus trägt. So hat die Naturwissenschaft zwei Gesichter. Das der Maschine, das des politischen Rassenwahns. Erkennt man das, dann werden Rudolf Steiners Worte prophetisch, die er am 24. April 1922 in London für England sprach: «*Wir haben eine hohe Wissenschaft, aber sie ist noch nicht durchchristet. Wir reden über die Kultur, und niemand findet eine Veranlassung, diese Naturwissenschaft zu durchchristen. Das muss aber geschehen. Diese Naturwissenschaft muss durchchristet werden, sonst geht alles das verloren, was der Mensch aus dem Kosmos heraus braucht.*»[77]

Mit Beginn des Zweiten Weltkrieges wurden Karl König und seine Freunde in England zu feindlichen Ausländern, zu «Enemy Aliens». Dennoch konnte die begonnene heilpädagogische Arbeit erst einmal weitergehen. Auch ihre geistigen Fundamente wurden weiter vertieft – in der Weihnachtszeit des Jahres 1939 führte die Gruppe gemeinsam das Oberuferer Christgeburts- und Hirtenspiel auf und studierte in den Heiligen Nächten dazu Rudolf Steiners christologischen Kurs über das fünfte Evangelium.[78] Obwohl nahezu kein gesellschaflicher Umraum für diese Bemühungen in den einsamen schottischen Hochländern vorhanden war, hielt König mit Unbedingtheit an deren Zustandekommen fest. Die Aufführungen der Spiele waren für die Mitarbeiter und die Kinder – sowie für wenige Freunde. Ihre Realisierung aber war ein geistiger Faktor, gehörte zur Substanz der inneren Initiative, war wesentlich und unverzichtbar.

*

Anfang 1940 fanden König und seine Freunde das Camphill-Anwesen nahe Aberdeen; zugleich breitete sich die nationalsozialistische Zerstörung weiter aus – die Deutschen besetzten im Frühjahr Dänemark und Norwegen. Mit der Ausweitung des Krieges gerieten auch England und Schottland in den Bereich der unmittelbaren Gefahr, Vorgänge, die Karl König intensiv miterlebte. In seinem Tagebuch notierte er am 10. April: «Alles in mir scheint wie gelähmt zu sein, und dauernd kreisen Fühlen und Denken um die große Schlacht, die in Norwegen vor sich geht. Ich spürte die Sterbenden, die untergehenden Schiffe, die stürzenden Flugzeuge und die Engel, die ihre Menschen in all dieser Not suchen.»[79]

Am Pfingstmontag 1940 wurden alle männlichen Mitglieder der kleinen anthroposophischen Gemeinschaft verhaftet und über Liverpool auf die Isle of Man gebracht. Ihr Wirken für die heilpädagogische Initiative wurde damit jäh unterbrochen – und ihr persönliches Schicksal war unsicher und Teil der größeren Not. Dennoch arbeitete die Freundesgruppe um König in der Gefangenschaft geistig weiter – sie studierte unter anderem die Schicksale von Johannes dem Täufer und Lazarus. Karl König selbst hatte auf der «Insel des Menschen» wegweisende Erlebnisse; in der Nacht vom 29. auf den 30. August träumte er von einem «Mahl im Geistbereich», über das er den Freunden erst viele Jahre später berichtete:

> Ich saß rechts von jener Persönlichkeit, die in einem früheren Erdenleben der Begründer der Herrnhuter Brüdergemeinde war: Graf Zinzendorf. Wir hatten ein Gespräch, in dem er der Lehrer

> war und ich der Schüler. Im Laufe dieses Gespräches schlug er mir vor, dass sich an jedem Samstag abend Menschen zusammenfinden sollten, um gemeinsam ein Mahl miteinander einzunehmen und die Bibel zu lesen; und dass man versuchen solle, den Text mit Hilfe der von Rudolf Steiner gegebenen Geisteswissenschaft zu verstehen.[80]

In Abwesenheit der Männer entschieden sich Tilla König und die anderen Mitarbeiterinnen von Kirkton-House, die geplante Übersiedlung nach Camphill mit den zwölf Kindern alleine durchzuführen. Dieses Vorhaben gelang, unter Aufbietung und Inanspruchnahme aller physischen und seelischen Kräfte. Karl König war schließlich der erste Freigelassene der Isle of Man und kam wenige Tage nach dem Michaelsfest nach Camphill. Dort stellte er sich unmittelbar der auf ihn wartenden Arbeit, auch in praktischer Hinsicht. In einem Brief an Thomas Weihs und die in der Gefangenschaft zurückgebliebenen Freunde beschrieb er seine Tätigkeiten; am 24. Oktober, vier Wochen nach der Entlassung, hieß es über die Situation in Camphill Estate:

> Ich versuche Tag um Tag mit Euch zu leben u. Euch bei aller Arbeit, die hier geschieht, dabei zu haben. Die Hauptarbeit ist jetzt im Garten u. draußen überhaupt. Ich bin jetzt vor allem Gartenarbeiter, Knecht u. Hausdiener. Vor allem habe ich die von Mr. Gill abundant vorhandenen Misthaufen aufgeräumt, habe mit den Kindern viel Holz gesammelt u. für den Winter vorbereitet. Dann sind im Garten viele Beete nicht nur umzugraben, sondern auch zu roden, da vieles seit Jahren vernachlässigt war. Ich habe viel Bäume u. Sträucher herausgenommen, die alt u. unbrauchbar waren, habe die Geräte halbwegs in Ordnung gebracht u. manches im Haus getan.
> Jetzt ist auch die Zentralheizung in Gang gebracht, der Keller geordnet, Kohle u. Anthrazit gesondert u. hergerichtet. Heute sind

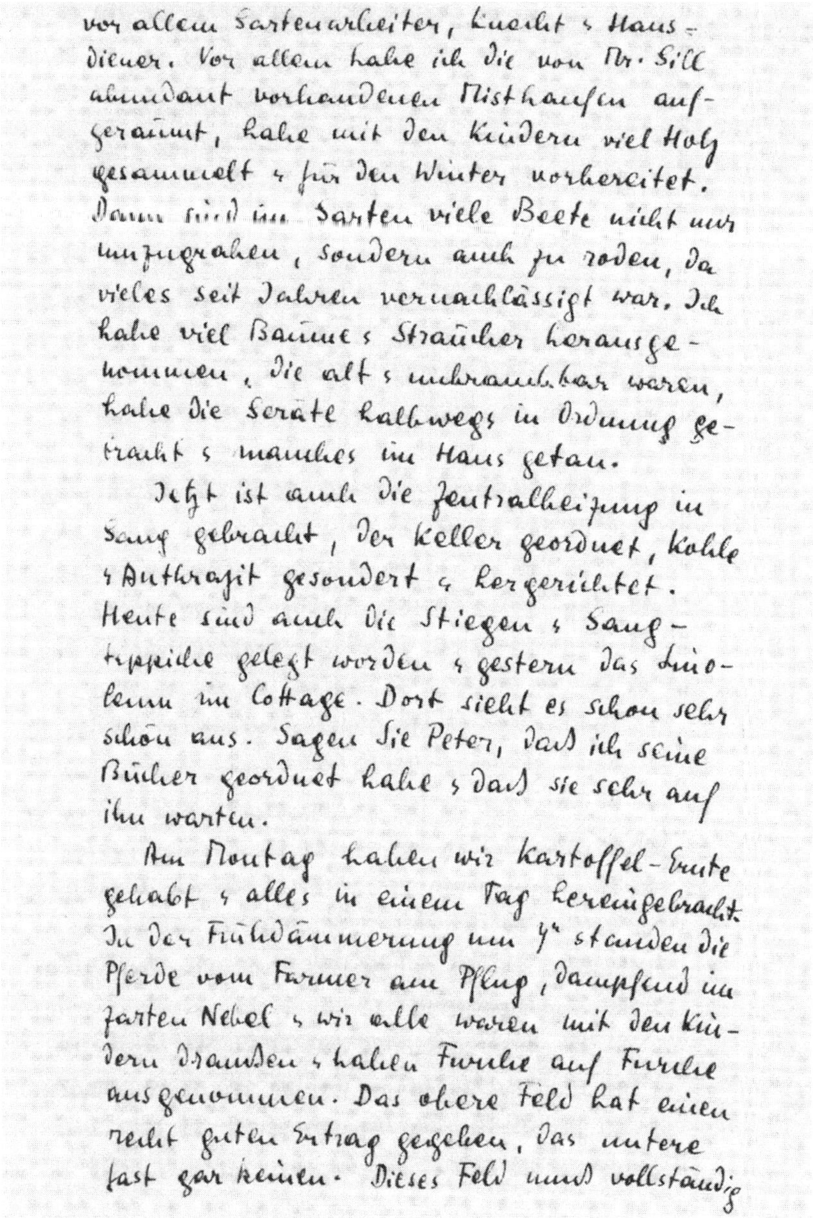

vor allem Gartenarbeiter, Knecht u. Hausdiener. Vor allem habe ich die von Mr. Gill abundant vorhandenen Misthaufen aufgeräumt, habe mit den Kindern viel Holz gesammelt u. für den Winter vorbereitet. Dann sind im Garten viele Beete nicht nur umzugraben, sondern auch zu roden, da vieles seit Jahren vernachlässigt war. Ich habe viel Bäume u. Sträucher herausgenommen, die alt u. unbrauchbar waren, habe die Geräte halbwegs in Ordnung gebracht u. manches im Haus getan.

Jetzt ist auch die Zentralheizung in Gang gebracht, der Keller geordnet, Kohle u. Anthrazit gesondert u. hergerichtet. Heute sind auch die Stiegen u. Gangteppiche gelegt worden u. gestern das Linoleum im Cottage. Dort sieht es schon sehr schön aus. Sagen Sie Peter, daß ich seine Bücher geordnet habe u. daß sie sehr auf ihn warten.

Am Montag haben wir Kartoffel-Ernte gehabt u. alles in einem Tag hereingebracht. In der Frühdämmerung um 7h standen die Pferde vom Farmer am Pflug, dampfend im zarten Nebel u. wir alle waren mit den Kindern draußen u. haben Furche auf Furche ausgenommen. Das obere Feld hat einen recht guten Ertrag gegeben, das untere fast gar keinen. Dieses Feld muß vollständig

Brief an Thomas Weihs. Camphill, 24.10.1940, S. 2.

> auch die Stiegen u. Gangteppiche gelegt worden u. gestern das Linoleum im Cottage. Dort sieht es schon sehr schön aus. Sagen Sie Peter, dass ich seine Bücher geordnet habe u. dass sie sehr auf ihn warten.
> Am Montag haben wir Kartoffel-Ernte gehabt u. alles in einem Tag hereingebracht. In der Frühdämmerung um 4h standen die Pferde vom Farmer am Pflug, dampfend im zarten Nebel u. wir alle waren mit den Kindern draußen u. haben Furche auf Furche ausgenommen. Das obere Feld hat einen recht guten Ertrag gegeben, das untere fast gar keinen. Dieses Feld muss vollständig umgearbeitet u. reichlich gedüngt werden für das nächste Jahr.[81]

Daneben kümmerte sich König intensiv um die Entlassung seiner Mitarbeiter von der Isle of Man, wurde bei Behörden vorstellig, reichte Zeugnisse ein und machte den Freunden Hoffnung («Bitte seid in dieser Beziehung ganz ruhig.»). Königs Bemühungen waren bald von Erfolg gekrönt – und auch seine anthroposophische Vortragstätigkeit konnte er Ende Oktober 1940 bereits wieder in großem Umfang aufnehmen; sie machte das Anliegen und die Arbeitsrichtung Camphills in der Umgebung bekannt:

> 3 oder 4 Kinder werden auch in der nächsten Zeit kommen. Ich verhandle jetzt darüber. Die Vorträge in Heathcot, das gut besetzt ist, habe ich gestern abends begonnen. Ich werde jetzt jeden Mittwoch über Fixsterne u. Planeten, in ihrer Beziehung zum Menschen, dort sprechen. Jeden 2. Sonntag-Nachmittag spreche ich ab Anfang Dezember in Silhodley's Haus in Aberdeen über anthroposopische Menschenkunde. Wenn ich die polizeiliche Erlaubnis bekomme, werde ich vom 4.-8. November, die schon lange geplante Missionswoche mit George Macleoud in Edinburgh halten u. zu 50-60 Studenten ein bis zweimal täglich über: «Wissenschaft u. Evangelium» sprechen. Am 17. u. 18. bin ich nach Glas-

> gow eingeladen um vor den Pfarrern über «New understanding of the gospels» zu sprechen.
> So seht Ihr, dass manches schon geschehen ist u. hoffentlich jetzt bald mehr.
> Aber zwischen aller Arbeit überfällt mich immer wieder der Gedanke, dass Ihr noch dort im Haus Nr. 6 seid, in den kalten Zimmern, in der Sinnlosigkeit, u. dann ist es schwer, das zu tragen.[82]

Nach der Rückkehr der Männergruppe und dem vereinten Einsatz aller Freunde wuchs Camphill, langsam, aber stetig. Der Ort, der sich der Gemeinschaft zunehmend als eine alte Templer-Stätte erschloss, wurde zum Ausgangspunkt einer Entwicklung, die König seit langem ersehnt und erstrebt hatte. Die «Arche des Bennachie» landete, gerettetes Leben betrat die Erde neu – in Gestalt der Betreuten *und* der Betreuenden. Zu Pfingsten 1941 veranstaltete König bereits eine gut besuchte pädagogische Tagung mit Ärzten, Lehrern, Sozialarbeitern und Eltern «behinderter Kinder», und stellte sie unter den Titel: *«Pfingsten und die Erziehung des Kindes»*.

Camphill wuchs, und es wuchsen die Schwierigkeiten. Viele sehr kranke Kinder fanden zu der Gemeinschaft, erste Kinder starben. Karl König wollte die medizinische Versorgung ausbauen, ein Hospital gründen, eine Ausbildungsstätte einrichten – doch viele seiner diesbezüglichen Intentionen scheiterten an den beschränkten Verhältnissen, damit auch an der geschichtlichen Situation. Im Herbst 1942 vertraute er seinem Tagebuch an, dass ihm mehr und mehr bewusst werde, *«wie wenig wir alle von diesen Kindern wissen und wie schlecht wir sie verstehen»*.

Noch immer war Krieg. König verglich die heilpädagogische Gemeinschaft mit einer Arche Noah inmitten einer Flut der Vernichtung, und sah diesen Versuch in der Tradition des ersten Goetheanums, der – so König – ersten spirituellen «Arche» in der mitteleuropäischen Geschichte des 20. Jahrhunderts. Alfred Heidenreich, ein Priester der Christengemeinschaft, der in einer Krankheitszeit während des Krieges

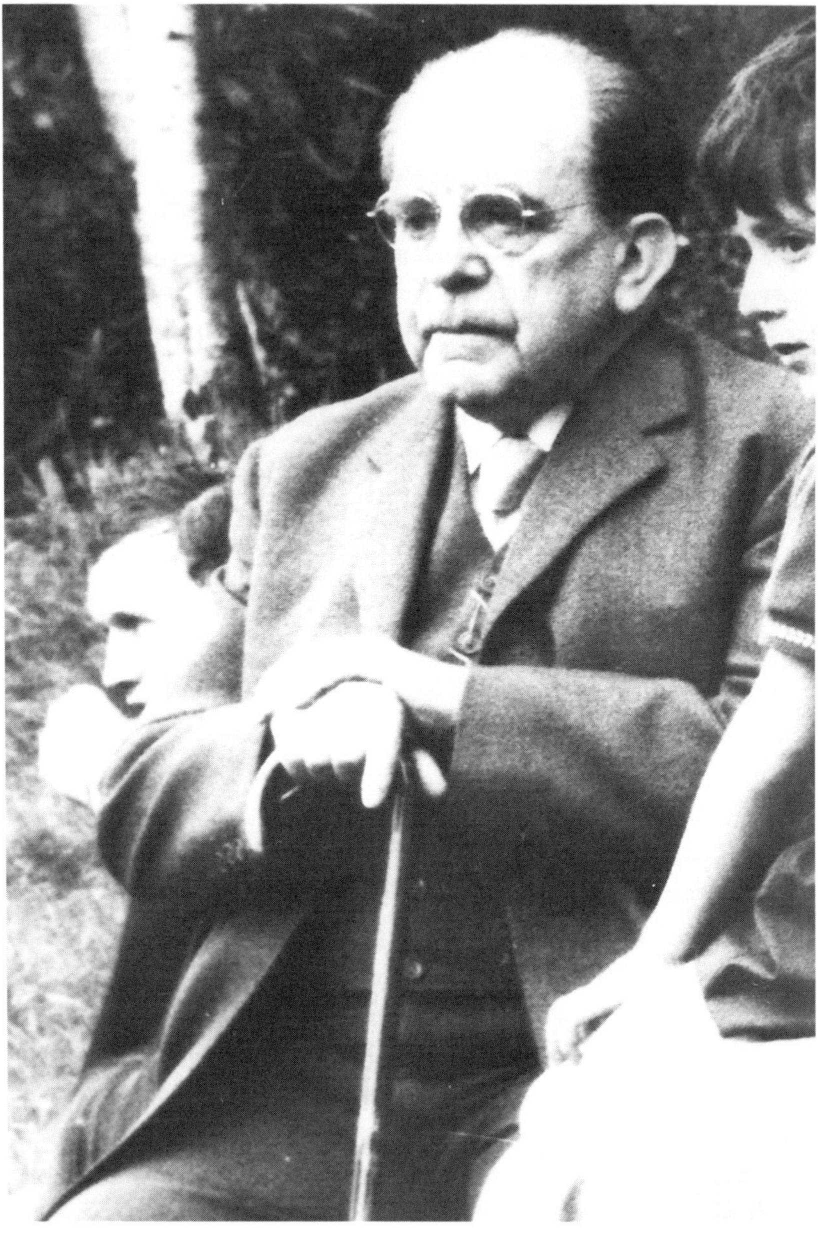

Beim Johanni-Fest, Murtle Estate ca. 1960

zwei Monate zur Erholung in der Nähe Camphills lebte, hatte in dieser Zeit viele intensive Gespräche mit Karl König, über die er später berichtete:

> Er erzählte mir von seinen Zukunftsvisionen: So tief und persönlich seine Liebe und seine Ehrfurcht gegenüber dem Seelenpflegebedürftigen Kind war, so strebte er die notwendigen heilpädagogischen Einrichtungen nicht nur als Zweck in sich selbst an. Gemeinschaften im Geiste der Anthroposophie Rudolf Steiners sollten einmal Inseln werden, in denen das Leben des Geistes die Katastrophen, welche am Ende des Jahrhunderts die Menschheit von allen Seiten überwältigen werden, überleben kann. König dachte, dass gerade die zurückgebliebenen Kinder die Mission haben, Menschen in Gemeinschaften zusammenzubringen, so wie sie die Aufgabe haben, Liebe und Mitleid in ihren Eltern und den anderen Mitgliedern der Familie zu erwecken.[83]

In diesem Sinne strebte Karl König unter bescheidenen Bedingungen und schwierigen Zeitumständen an, die Camphill-Gemeinschaft zu stärken, auch durch eine enge Verbindung zur sakramentalen Welt der Christengemeinschaft. Die spirituell motivierten Sozialprozesse in Camphill betrachtete König dabei *auch* als Ausgleichsbemühung für den sozialen Zusammenbruch der Anthroposophischen Gesellschaft nach Rudolf Steiners Tod. König war ein vielfältig ausgeschlossener und vertriebener Mensch – als getaufter Jude war er vor den Nationalsozialisten geflohen, als Anthroposoph war er unerwünscht und gefährdet, die Anthroposophische Gesellschaft hatte ihm seine Mitgliedschaft entzogen. Die Auflösung der Weihnachtstagungs-Gesellschaft mit ihren vorbildlichen spirituellen Ordnungen – und ihrer zivilisatorischen Wirkensintention – erlebte Karl König als ein großes, geschichtlich weiter wirksames Leid und Verschulden. Der fast ordensähnliche Zusammenschluss der Camphill-Gemeinschaft in den Gründungsjahren sollte einen Heilungsprozess einleiten, im Hinblick auf die Not der Zeit und in Richtung jener Anthroposophischen Gesellschaft, die in Königs Sicht dazu bestimmt gewesen war, dem kommenden Christentum den Weg in das wissenschaftliche, künstlerische und religiöse Leben der Moderne zu bereiten, damit auch die gesamte Sphäre des Sozialen zu verändern: «Es müssen [...] Formen des Lebens gefunden werden, welche den Platz einnehmen, der durch das Versagen der Anthroposophischen Gesellschaft verloren gegangen ist. Dieses Versagen ist das Ergebnis des Unvermögens, die Offenbarungen des Christus-Impulses unserer Zeit in das soziale Leben hineinzuführen. Intellektueller Hochmut, Mangel an Glauben und menschliche Politik haben den großen sozialen Versuch, den Rudolf Steiner gemacht hat, scheitern lassen.»[84] König erlebte diese Bemühung als das Zentrum seines Arbeitslebens im 20. Jahrhundert – den Versuch, den «Offenbarungen des Christus-Impulses» zur sozialen Wirksamkeit zu verhelfen.

*

Mitten im Krieg, am 4. März 1943, starb Ita Wegman, 67-jährig, in ihrer Arlesheimer Holzhaus – eine Nachricht, die Karl König in allen Wesensschichten erschütterte: «So ist diese gute und große Frau in die geistige Welt eingegangen. Vielleicht der beste Freund Rudolf Steiners. Der Freund, der ihn während seiner Krankheit Tag und Nacht pflegte, das Zentrum der neuen Medizin, der neuen Heilpädagogik. Der Arzt und Helfer, der Rater vieler Menschen, der Helfer und mütterliche Freund ist nicht mehr. Mir ist es, als wäre ein Lebensnerv in meinem Innern durchschnitten. Dass ich sie hier auf Erden nicht mehr sehen werde, kann ich kaum glauben. Wie leer ist es plötzlich um mich herum.»[85] (Tagebuch[86]) Königs Korrespondenz mit Wegman bestand seit zwei Jahrzehnten und war auch in den Kriegsjahren fortgeführt worden – in gegenseitiger Bezugnahme. Was Ita Wegman ihm real bedeutete, sprach Karl König nur selten aus; in seinen letzten Lebensjahren aber erinnerte er in Vorträgen an sie seine persönliche Begegnung mit ihr – so im März 1960 in Newton Dee und im September 1965 in Föhrenbühl. Über ihren Tod sagte König 1960 in Schottland: «Sie starb – für eine Königin wie sie – in äußerster Einsamkeit, nur wenige Menschen begleiteten sie. Ihre wahren Freunde in Deutschland, Holland, Amerika und England konnten wegen des Krieges nicht bei ihr sein. Und so war sie ganz isoliert. Doch [...] war sie von vielen jenseits der Schwelle umgeben und aufgenommen in das Licht der Geistes-Sonne.»[87]

Ita Wegman, so Karl König, trug – trotz ihres impulsiven Naturells – den neuen Merkur-Stab, «das Zeichen des heilenden Friedens»[88]. Ihr Bild und ihr Wesen begleitete ihn lebenslang. Es stand für ihn in Beziehung zu Kaspar Hauser, den er als Schutzpatron der behinderten, Seelenpflege-bedürftigen Kinder erlebte. Die Bilder von Ita Wegman und Kaspar Hauser standen nach dem 4. März 1943 zusammen auf Königs Schreibtisch – in Königs «Weihnachtsgeschichte», in der er nach dem Krieg seine Begegnung mit den verstorbenen Kindern Camphills und mit Kaspar Hauser eindringlich schilderte, heißt es: «Ich erinnerte mich wohl, dass die Gestalt des Kaspar Hauser immer meinem Herzen nahe gewesen war, und ich wusste, dass sein Wesen mit der Arbeit, die wir tun, tief verbunden ist.»[89]

*

1948 schrieb König in einem Aufsatz:

> 180 Kinder haben wir jetzt in Pflege und Erziehung, und hätten wir mehr Raum, wir könnten ohne Schwierigkeiten die doppelte Anzahl mit uns haben. Die Kinder kommen von Schottland, England und aus den Kolonien, von Südafrika, Indien, Kenia, Ceylon, so dass eine große, weit verteilte Schicksalsgruppe hier vereinigt ist. Die Lehrer und Schwestern, Ärzte und Helfer, über 60 an der Zahl, hat auch ein weiterer Zweig des Schicksalsnetzes zusammen-

gefügt. Sie stammen aus Schottland, England, Irland, Österreich und Deutschland, aus Böhmen, Holland, aus der Schweiz und Schweden. Alle zusammen versuchen wir, in diesem besonderen und heiligen Land den Seelenpflege-bedürftigen Kindern eine Umgebung zu schaffen, die ihnen gemäß ist. Sie lernen, in den Gärten zu arbeiten, auf den Feldern zu pflügen, zu säen, in den Werkstätten zu weben und zu spinnen, das Holz zu schneiden und zu schnitzen. In den Küchen lernen sie zu kochen und in den Häusern die normale Hausarbeit, sie lernen zu singen und zu musizieren, Eurythmie zu machen, die Leier zu spielen. Viele aber müssen erst lernen zu hören, zu sprechen, zu gehen, zu denken.
Die Mitarbeiter aber wissen, dass die Kinder nur dann lernen können, wenn die Lehrer bereit sind, sich selbst zu erziehen; so dass wir als wirkliche soziale Gemeinschaft lernen, miteinander zu leben und in gemeinschaftlichem Zusammenhang als Persönlichkeit sich zu bewahren. Alle Selbst-Erziehung einer Gemeinschaft ist aber nur möglich, wenn allen Mitgliedern in der Gemeinschaft ein gemeinsames Ideal vorschwebt. Deshalb konzentriert sich das Studium hier in Camphill um das Bild des Menschen; das *Menschenbild* in seiner physischen, seelischen und geistigen Gestalt ist der Stern, dem wir zustreben.
Nur dadurch, so glauben wir, dass wir in unseren Herzen das wahre Bild des Menschen entzünden, helfen wir all den Kindern, in denen sich die Existenz dieses Menschenbildes in verzerrter oder verstümmelter Gestalt offenbaren muss. So tragen wir in uns das den Kindern entgegen, was ihnen dauernd zur Stütze und Heilung werden kann.
Diese Kinder brauchen nicht nur die ihnen gemäße Erziehung und Förderung, nicht nur die ihnen notwendigen Medikamente, nicht nur künstlerische Betätigung und wirksame Arbeit; diese Kinder brauchen eine Gemeinschaft von Erziehern und Schwestern, Ärzten und Helfern, die als Gemeinschaft das ihnen ent-

> gegenträgt, was sie selbst vermissen: das wahre Bild des Menschen. Dadurch wird Heilerziehung, wie sie hier versucht wird, eine eminent soziale Angelegenheit, die sich gerade in Schottland verwirklichen lässt. *Denn die soziale Frage ist im wesentlichen eine Erziehungsfrage, und die Erziehungsfrage ist im wesentlichen eine medizinische Frage; aber eine Frage nur derjenigen Medizin, die geisteswissenschaftlich befruchtet ist.* Diese sind Worte, die Rudolf Steiner am 7. April 1920 im Goetheanum sprach und die zeigen, dass Medizin und Pädagogik und soziale Frage eine Einheit sind, die als solche zunächst sich dort verwirklichen lässt, wo Kinder leben, die aus der heutigen Gesellschaftsordnung ausgestoßen sind. So aber werden sie zu Trägern der Zukunft.[90]

Karl König etablierte nach dem Krieg in Camphill zahlreiche neue Ordnungen, die weiterführend waren. Er prägte die Gestalt der wöchentlichen Kinderkonferenzen, in denen die Vertiefung auf das Einzelschicksal eines der Kinder angestrebt wurde und an denen alle mit dem Kind in Verbindung stehenden Mitarbeiter mitwirkten. In diesen Kinderkonferenzen sollte, so König, durch eine vertiefte biographische Phänomenologie versucht werden, «das wahre Wesen einer Persönlichkeit noch einmal nachzuschaffen»[91]. Hans Müller-Wiedemann schrieb später im Hinblick auf Königs diesbezügliche Wirksamkeit: «Teilnehmer der ersten Jahre erlebten sie als das Zentrum der Mission Königs, eine Mysterienmedizin zu verwirklichen. In dem Durchschauen der Phänomene einer kindlichen Biographie gelang es dem künstlerischen Blick Königs regelmäßig, zu tieferen karmischen Schicksalsgegebenheiten eines Kindes durchzudringen und aus dieser Dimension heraus Angaben zur Therapie und zur heilpädagogischen Förderung eines Kindes zu machen.»[92] Auch führte König die «Clinics» ein, morgendliche Kinder-Vorstellungen in den ärztlichen Konsultationsräumen der einzelnen Camphill-Häuser, dort sah er die einzelnen Schützlinge, begleitet von allen Ärzten der Gemeinschaft, den Krankenschwestern

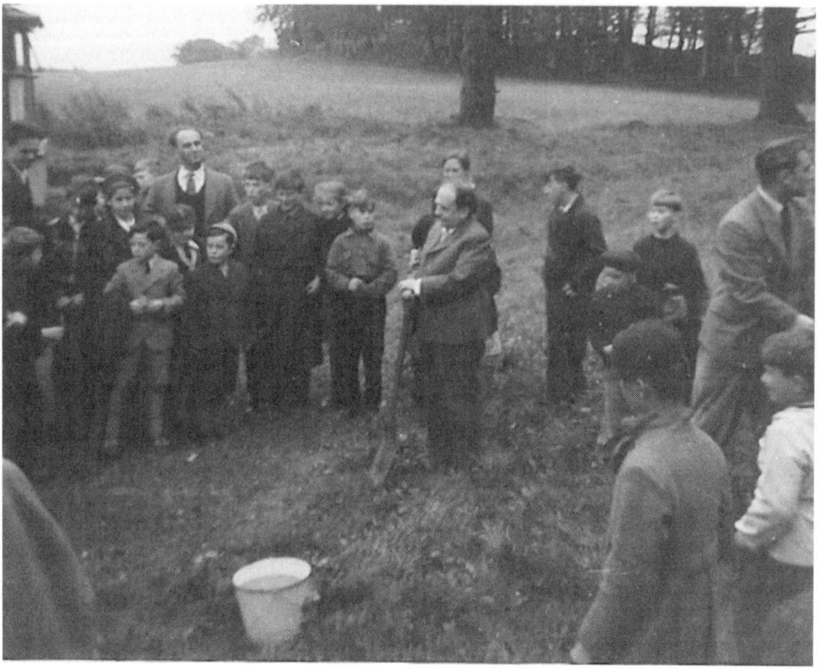

25. September 1952, 50. Geburtstag: Karl König pflanzt einen Baum, Murtle Estate.

und pädagogischen Mitarbeitern. Wie vieles, was König tat, hatten auch diese Visiten Vorbildcharakter in medizinischer, ethischer und sozialer Hinsicht – sie waren didaktische Lehrstunden, die allen Anwesenden zugute kamen und die inhaltliche Ausrichtung der Gemeinschaft zeigten: «Bei diesen Begegnungen war er in seiner ganzen Daseinskraft anwesend; seine wissende Güte umfing jedes Kind, welches er sah, wie mit einem liebevollen Mantel. Aus jeder solchen Besprechung gingen neue therapeutische Ansätze und medikamentöse Verordnungen hervor [...].» (Müller-Wiedemann[93]). Weiter begründete König bereits im Herbst 1947 eine heilpädagogische Schule, die den Namen des Evangelisten Johannes trug und zu Johanni 1948 von Karl Schubert eingeweiht wurde – ab 1951 wurden in ihr die Seelenpflege-bedürftigen Kinder ebenso wie diejenigen der Mitarbeiter unterrichtet. Auch gelang es König gegen Ende der vierziger Jahre, ein heilpädagogisches Seminar zu eröffnen, das der Aus- und Weiterbildung der Mitarbeiter diente. Eine neue Humanität im Sehen, Verstehen und Fördern der Seelenpflege-bedürftigen Kinder, der «children in need of special care», ja der Menschen überhaupt sollte in Camphill erlernt und von dort aus der Kultur einverwandelt werden.

Unermüdlich war König in diesen Feldern tätig, auch in wissenschaftlicher Hinsicht – er organisierte Tagungen, verfasste zahlreiche Publikationen und beschritt Neuland auf verschiedenen therapeutischen Gebieten. Dabei versuchte er, ständig auf der Höhe des naturwissenschaftlich-klinischen Kenntnisstandes zu bleiben, zumindest in den für die Heilpädagogik relevanten medizinischen Disziplinen. Vorurteilslos beachtete Karl König die therapeutischen Ansätze auch außerhalb der anthroposophischen Medizin und war begeistert und fasziniert, wenn er irgendwo ein Weiterkommen auf ungewohnten Wegen realisiert fand. So hieß es in einem Brief an einen Mitarbeiter: «Ich wollte Ihnen nur ein paar Worte schreiben, weil ich glaube, dass ich gestern etwas gesehen habe, das völlig erstmalig und revolutionierend in der Behandlung spastischer und athetotischer Kinder ist. Sie wissen, dass ich vor einigen Wochen von einer Frau Bobath hörte, die eine neue Methode der Bewegungstherapie gefunden hat. Gestern sah ich sie und zwei Kinder, die sie behandelt [...]. Frau Bobath appelliert gar nicht an das Bewusstsein des Kindes, so dass auch die Kinder, die ganz zurückgeblieben sind, behandelt werden können. Ich glaube, dass diese Frau den Archimedischen Punkt gefunden hat: Sie bringt die Kinder in Embryonalstellung und führt sie von da durch die Säuglingsbewegungen zurück und hinauf in die normale Bewegungs-Form des Kleinkindes. Wir müssen so bald als möglich ein oder zwei von uns nach London schicken, die das lernen. Dann werden wir wirklich helfen können.»[94] Hinsichtlich der von ihm selbst gewonnenen Einsichten und Erkenntnisse fehlte Karl König häufig die Zeit und die Ruhe, um die eigenen Ansätze zu einem großen

Ganzen durch- und ausarbeiten zu können, worunter er nachhaltig litt. So beschäftigte sich König bereits während des Zweiten Weltkrieges intensiv mit der Problematik und den Rätselfragen der Kinder mit Down-Syndrom und hielt darüber zahlreiche Vorträge. In seinem Tagebuch schrieb er: «Kann viel über die Embryoeigenschaften der Mongoloiden sagen; es erscheint mir immer wichtiger zu sein, ‹die Idee› hinter den mongoloiden Kindern zu erfassen und der Welt klar zu machen.»[95] Erst viele Jahre später, nach Krankheit, Todesnähe und Lebenswendung, in einer Zeit der beginnenden Loslösung von seinen zahllosen Camphill-Aufgaben, gelang dies König in einem außergewöhnlichen Buch.

*

Im Juni des Jahres 1953 schrieb Karl König in sein Tagebuch:

> Am Morgen stelle ich die Liste aller Mitarbeiter hier und im Süden zusammen und merke, dass die Zahl zweihundert überschritten ist. Ich bin erstaunt über diese Zahlen, denn ich hätte das nicht gedacht. Irgendwo wird mir bänglich zumute, die Verantwortung für so viele Menschen zu haben.[96]

Karl König stand in den ersten Jahren nach dem Weltkrieg ganz fraglos im Zentrum der Camphill-Gemeinschaft – er trug die Verantwortung für das Gelingen des Ganzen und war zugleich brüderlich Teil der Ganzheit. Sein Arbeits- und Schlafzimmer befand sich nach 1949 im ersten Stock von Camphill-House, wo er mit seiner Bibliothek und seinen wissenschaftlichen Zeitschriften in denkbar größter Nähe zu den jüngeren, schwierigeren der betreuten Kinder lebte. Neben der Fülle von ärztlichen und sozialen Führungsaufgaben lastete auch die ganze Administration auf dem kleinen, nur 1,54 Meter großen Mann aus Wien, der sich, seine Familie, seine Gemeinschaft und deren geistige Zielsetzung aus dem Inferno Mitteleuropas gerettet hatte. Neben all den Aufgaben,

Der Mongolismus

Erscheinungsbild und Herkunft

Mit einem Beitrag über die Behandlung und Erziehung mongoloider Kinder und Jugendlicher

von

Dr. med. Karl König

Geleitwort zur vierten Auflage von
Dr. med. Georg von Arnim

26 Abbildungen, 27 Diagramme
Vierte Auflage

Hippokrates Verlag Stuttgart

Karl König: Der Mongolismus – Erscheinungsbild und Herkunft. Stuttgart, 1959.

die sich König täglich stellte, den kleinen und den großen – zu denen neben der sozialen Ordnung der Gemeinschaft und der ärztlichen Gesamtverantwortung auch die kulturell-religiöse Identität Camphills gehörte –, war Karl König die spirituelle Autorität, der geistige Lehrer seiner Mitarbeiter; darüber hinaus ein vielgesuchter Gesprächspartner in persönlichen Entscheidungs- und Schicksalssituationen, an denen es nicht mangelte. Hans Müller-Wiedemann, einer seiner vorzüglichsten ärztlichen Mitarbeiter, schilderte die Sphäre der Begegnung mit Karl König:

> Wenn man König gegenübersaß, so konnte man zunächst flüchtig den Eindruck eines Menschen aus dem Ende des 19. Jahrhunderts haben: Die korrekten, immer gefassten langsamen Bewegungen, die maßgeschneiderte Kleidung, Anzug mit Weste, an deren einer Seitentasche sich eine Uhrkette zur Mittelreihe schwang, die Art, wie er gelegentlich die Uhr aus der Tasche zog und auf sie schaute mit leicht zur Seite geneigtem Kopf, die Aufgeräumtheit, die ihn in seinem Arztzimmer umgab. Dieser Eindruck hielt aber nicht lange an, sondern wurde wie ausgelöscht von der unbedingten Gegenwärtigkeit seines ganzen Wesens, wenn er in ein Gespräch eintrat. Eine Art von Daseinsfülle war anwesend, wenn er sprach oder intensiv zuhörte. Es war nicht zuletzt durch diese Wahrnehmung, dass man sich als Gesprächspartner vollkommen angenommen fühlte, so als würde dem eigenen Sprechen dadurch die Gelegenheit gegeben, alle Oberflächlichkeiten beiseite zu lassen. König hatte einen hochausgebildeten Sinn für das Wesentliche in einem Menschen, und mit diesem Sinn entdeckte er auch die Möglichkeiten, die vielleicht noch schlummerten. Er konnte trösten, nicht immer nur durch Rat oder Aufklärung, sondern dadurch, dass er selbst etwas ausströmen konnte, was sich bis in die Falten seines Antlitzes und seines Blickes kundtat und das auf Höheres verwies, als sonst unter Menschen üblich ist. Wenn man ihm im Gespräch gegenübersaß, hatte man den Eindruck äußerster Konzentration,

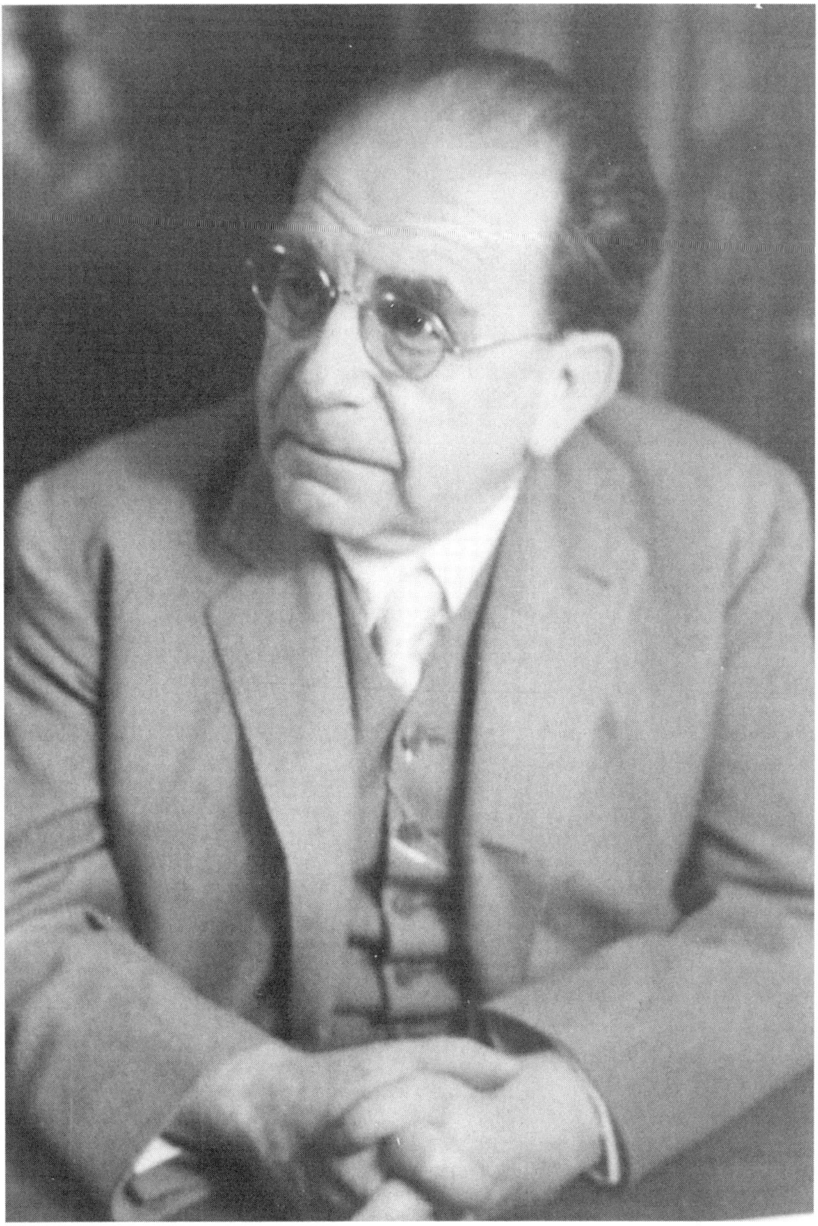

In New York 1962

> gepaart mit einer ganz offenen Erwartungsstimmung, so, als wäre man der erste Gesprächspartner überhaupt – und der einzige. Man bemerkte, dass er vorbereitet war, und ich bezweifle, dass er je innerlich unvorbereitet ein Gespräch unter vier Augen geführt hat. Viele haben so die Gnade des Gespräches erfahren, viele aber auch den aufrüttelnden und bis an die Grenze gehenden Zorn, der aus ihm wie ein Vulkan hervorbrechen konnte. Dies geschah vor allen Dingen dann, wenn man sich selbst nicht ernst genug nahm, wenn man weniger Selbsterkenntnis geübt hatte, als in der eigenen Möglichkeit lag, oder wenn man anderen für eigenes Unglück die Schuld gab.[97]

König rang um jeden seiner Mitarbeiter; er sparte nicht mit Kritik und deutlichen Worten, dennoch wandte er sich jedem Einzelnen in großer Positivität und mit Einsatz seines ganzen Wesens zu – in der von Hans Müller-Wiedemann detailliert geschilderten Weise. Die Begleitung seiner Mitarbeiter gehörte für König zu den zentralen Bereichen seiner Existenz in Camphill – er nahm diese Verantwortung bis ins letzte wahr und ernst. Nicht selten war König verzweifelt, angesichts der persönlichen Krisen und Verwicklungen tragender Mitstreiter, und der oft mangelhaften Entschiedenheit für das Ganze. Nie jedoch gab er auf.[98] Das Gedeihen Camphills zeigte die Fruchtbarkeit seines Vorgehens, auch wenn es nicht an externer Kritik seines Führungsstils mangelte. Für Außenstehende erschien «Camphill» autoritär und hierarchisch organisiert, auf König zentriert und ihm untertan. Urteilsfähige und hinsichtlich ihres Persönlichkeitsprofils vollkommen autonome Menschen wie Hans Müller-Wiedemann erlebten diese Situation völlig konträr – zugleich in dem Bewusstsein, dass König unzweifelhafte Leitungsqualitäten hatte, die im 20. Jahrhundert an vielen Orten fehlten, von Rudolf Steiner für das geistige Goetheanum jedoch für notwendig erachtet worden waren.

Das Jahr 1953 war für den 51-jährigen Karl König schwer. Wie Hans Müller-Wiedemann anhand von Königs Tagebüchern und zahlreichen weiteren Dokumenten herausarbeiten konnte, markierte dieses Jahr in seinem Lebensgang die beginnende Loslösung von der sich weiterentwickelnden Camphill-Gemeinschaft, die zunehmend ohne Königs bestimmende Führung ihren Weg fand. In sein Tagebuch schrieb Karl König zu dieser Zeit: «Es wird mir ansichtig, dass wir mit der Gemeinschaft jetzt im Jahre 1923 stehen. Damals war das alte Goetheanum abgebrannt, wie jetzt die alte Gemeinschaft sich auflöst, und die neue wird sich bilden, wie die Weihnachtstagung sich geformt hat. Das aber entspricht der Zeit der zehn Tage zwischen Himmelfahrt und Pfingsten, da die Jünger völlig verlassen waren. So ist das nun – und muss erlitten werden.»[99] Camphill war längst über die erste, karmisch bedingte Schicksalsgruppierung hinausgewachsen, ein Prozess, den König sehr intensiv erlebt und leidvoll erfahren, letztlich aber auch ermöglicht hatte. 1953 besann er sich verstärkt auf seinen eigenen Lebensweg, den er rückblickend überschaute; er vertiefte sich in Wendepunkte seiner Biographie, und ging selbst die alten Krankengeschichten aus seiner Praxis in Pilgramshain noch einmal durch – Zeugnisse seines inneren wie äußeren Werdeganges: «Patient um Patient steigt vor mir auf, und ich muss denken, wie seltsam mein Leben bisher gewesen ist, wie viele Menschen sich zu mir hingedrängt fühlten und wie, wo immer ich auch hingestellt wurde, dieser Strom nicht abriss. Warum das aber so war, das kann ich nicht beantworten.»[100] König litt unter dem Fragmentcharakter vieler seiner wissenschaftlichen Arbeiten, die häufig in Ansätzen stehen geblieben waren – aber erkannte auch die unübersehbar positiven, schicksalshaften Momente und Motive seines Lebenslaufes. Insbesondere gedachte König erneut des tiefen geistigen Erlebnisses mit Zinzendorf auf der Isle of Man, das zur Einrichtung des Bibelabends geführt hatte – einem zentralen Element der geistigen Gemeinschaft: «Ich wende mich zu dem hin, was am 29. August 1940 geschah und bin tief betroffen, die Wunderwelt dieser Worte wieder zu lesen.»[101] Am 30. August 1953 berichtete König seinen

Freunden in Camphill erstmals von den spirituellen Hintergründen des Bibelabends, den er während des Krieges ohne nähere Begründung (und gegen einigen Widerstand) initiiert hatte.

Weiter spielten in Königs biographischer Rückschau seine Begegnungen und Schicksalsbeziehungen mit Eugen Kolisko und Ita Wegman eine große Rolle. König verfasste 1953 einen großen, «hibernisch» geprägten Nachruf auf Kolisko («Im Gedenken an den Freund»[102]), und besann sich auf Ephesus, im Hinblick auf Ita Wegman und die Logosmysterien der alten Weihestätte, von denen Rudolf Steiner eindrucksvoll gesprochen hatte. Seinen eigenen, karmischen Werdegang betrachtend und von der alten ephesischen Geistgemeinschaft ausgehend, schrieb er sich in diesem Zusammenhang auf: «Ich ging [von Ephesus] nach Palästina und die anderen nicht. Dann kam Arabien und die nachmittelalterliche Welt des 17. Jahrhunderts in Zusammenhang mit den böhmischen Brüdern, und erst jetzt hat das wieder sich zusammengefunden. Die Anderen sind durch die Orden (Dominikaner) gegangen, ich aber nicht.»[103] König fand demnach für sich ein vom Schicksalsgang der anthroposophischen Freunde wesentlich differierendes Entwicklungsmoment vor, das ihm seine gegenwärtige Ausnahmestellung und -situation erhellte; an dieser – immer wieder von großen Gemeinschaftsimpressionen durchzogenen – Unzugehörigkeit litt König nach wie vor. Er sah seinen Werdegang durch Inkarnationen in Palästina und «Arabien» bestimmt, erlebte seine Nähe zum jüdisch-christlichen Ereignis der Zeitenwende und zur naturwissenschaftlichen Entwicklung im Umraum von Gondishapur – sowie zu den Ereignissen in Böhmen. All dies entfernte ihn, so König, von den Wegen seiner alten Geistesfreunde und wirkte bis in die Gegenwart nach, prägte seine Biographie im 20. Jahrhundert – *«erst jetzt hat das wieder sich zusammengefunden»*.

1953 war auch das Jahr von Königs ersten Reisen nach Irland, seiner sich vertiefenden Begegnung mit dem keltischen Christentum und der Landschaft der «heiligen Insel» – hier schuf König die Voraussetzungen für spätere Camphill-Begründungen, 15 Jahre nach dem von der

Regierung abgelehnten Antrag der Wiener Gruppe. – Zur Weihnachtszeit des Jahres sprach König in Camphill über Gilgamesch und Eabani und über den Zusammenhang zwischen der Grundstein-Meditation von 1923 und der 1913 erfolgten, ebenfalls mantrisch begleiteten Grundsteinlegung zum ersten Goetheanum, in deren Verlauf Rudolf Steiner zum ersten Mal das «Umgekehrte Vaterunser» aus dem «Fünften Evangelium» gesprochen hatte – «*Es walten die Übel*». Das Jahr endete mit depressiven Stimmungen und Eindrücken bitteren Versagens, von denen König sich nur durch innere geistige Arbeit zu befreien vermochte: «Bin dann zur Zeit der Jahreswende allein und lese Erinnerungen an den Brand des Goetheanums, spreche für mich selbst die Worte des Grundsteins.»[104]

Ein Jahr später, Ende 1954, erkrankte Karl König schwer am Herzen. Auf sein bescheidenes Lager niedergeworfen, musste er von allem lassen und kam in unmittelbare Todesnähe.

*

Im Mai 1955, in den Tagen der Rekonvaleszenz, schrieb König an Eberhard Schickler, seinen ärztlichen Freund aus der gemeinsamen Zeit am Klinisch-therapeutischen Institut in Arlesheim unter Ita Wegman:

> Seit einigen Tagen scheint es zu sein, dass Kraft und Vertrauen wieder zurückzukehren beginnen. So sitze ich also wieder für einige Stunden am Tag an meinem Schreibtisch und kann das Leben aus der Vertikalen und nicht nur aus der Horizontalen beurteilen. Da sieht es dann anders aus, und man braucht eine große Menge Mut, um das wieder lernen zu wollen. Mir ist, als könnte ich jetzt ein ganzes Buch über den Einfluss des Patienten auf die Krankheit und vice versa schreiben; denn es gehört ja doch zu den allerinteressantesten Dingen, wenn man als Arzt selber krank wird, sich beobachten kann und dabei verfolgt, wie Leib, Seele

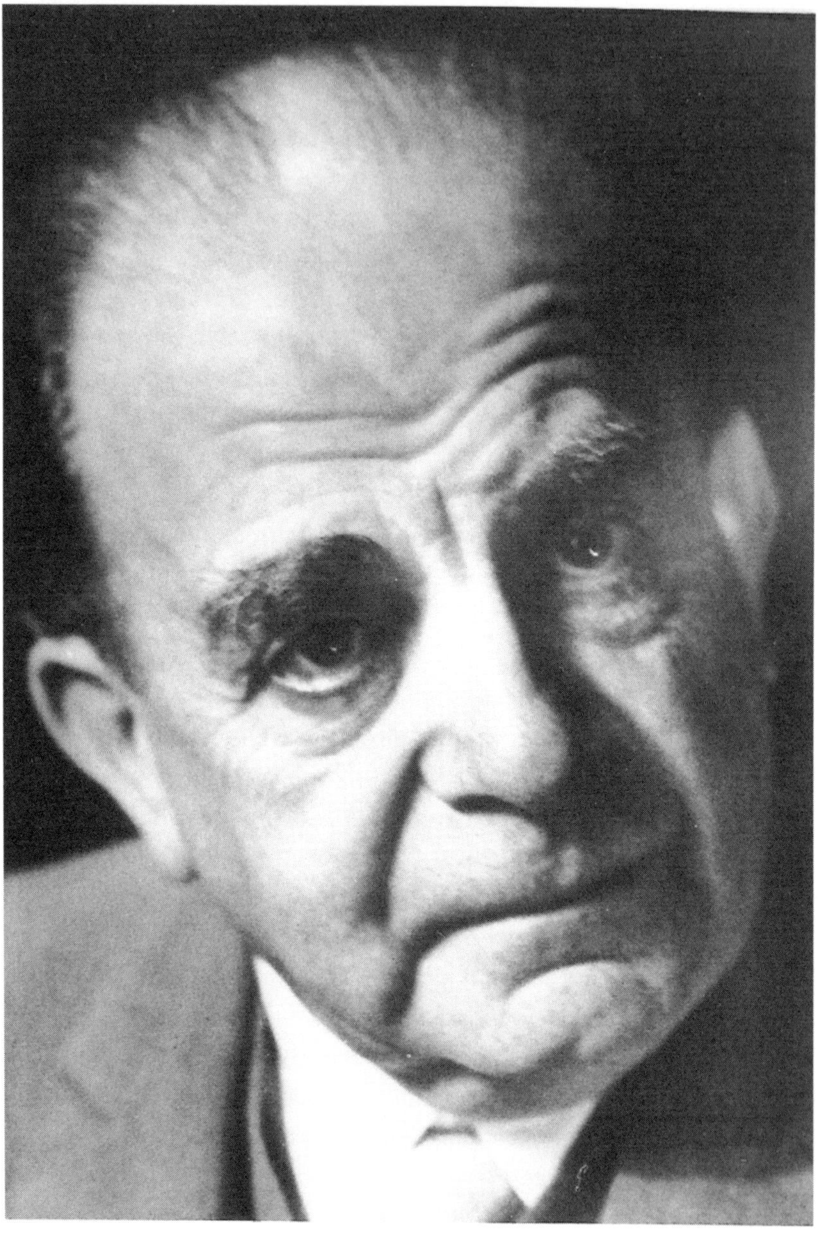

Karl König 1958

> und Geist sofort jeder ihre Sonderansprüche entwickeln und verweigern, sich gegenseitig zu tragen und zu ertragen. Das waren und sind noch immer sehr tiefgreifende Erfahrungen.[105]

Nach der nur mühsam überstandenen Krankheit erlebten die Camphill-Freunde Karl König milder, liebevoller und brüderlicher. Von vielen äußeren Verpflichtungen befreit, entschied sich König, zahlreiche schriftliche Arbeiten anzugehen – er verfasste seine wegweisende Monographie über den Mongolismus und eine Arbeit über die ersten drei Lebensjahre des Kindes sowie zahlreiche weitere Studien. – Zugleich aber nahm König weiter an den Entwicklungstendenzen der Camphill-Bewegung teil. Intensiv unterstützte er die Begründung einer Dorfgemeinschaft in England, wo «behinderte» Erwachsene mit «Gesunden» zusammen leben und arbeiten, ja eine Zukunftsform menschlicher Gemeinschaft realisieren wollten. Auch schuf König durch eine außerordentlich erfolgreiche, öffentlichkeitswirksame Vortragsreise durch Südafrika im Frühjahr 1957 die Voraussetzungen dafür, dass die Camphill-Bewegung sich einen weiteren Wirkungskreis (auf einem anderen Kontinent) erschließen konnte. König betonte in einem Brief, dass versucht werden müsse, überall in der Welt «ein Stück Europa» aufzubauen, «so dass sich die Bestimmung, die das deutsche Volk nicht erfüllt hat, durch uns Schritt für Schritt über die ganze Welt hin verwirklicht»[106]. König erlebte die Aufgabe der Camphill-Gemeinschaft als eine stellvertretende Tat für die menschheitlichen Versäumnisse Mitteleuropas, insbesondere Deutschlands – sowie auch (im obigen Sinne) der Anthroposophischen Gesellschaft. Rudolf Steiner hatte in Königs Augen keine elitäre Weltanschauungsgruppierung bürgerlicher Ausprägung, sondern eine kosmopolitisch-therapeutischen Initiative intendiert – in dieser Wirkensrichtung hatte König Ita Wegman auch nach dem 30. März 1925 erlebt; ihr fühlte er sich nach wie vor im Innersten verpflichtet.

Unter einer denkwürdigen Signatur stand Karl Königs zweite

Schiffsreise nach Afrika im Februar des Jahres 1961. An Rudolf Steiners hundertstem Geburtstag schrieb König an Bord seines Schiffes die Geschichte Camphills nieder, der er – mit Blick auf sein Arlesheimer Adventserlebnis – den Titel «The Candle on the Hill» gab. Im Gedenken an Rudolf Steiner beschloss er sie mit den Worten: «Mein Herz ist mit Dankbarkeit und Ehrfurcht erfüllt gegenüber meinem Schicksal, welches mich geführt hat, im Namen dieses großen Menschen zu arbeiten.»[107] Auf dem kleinen Frachter studierte König zwischen den Kontinenten Rudolf Steiners Autobiographie *Mein Lebensgang* zum wiederholten Mal; als er in Afrika ankam, zeigte der Kalender den 4. März, Ita Wegmans Todestag. In ihrem Sinne wollte König in Afrika wirken.

Auch dieser zweite Afrika-Aufenthalt verlief für ihn und die Camphill-Bewegung überaus erfolgreich – Karl König sprach unter anderem im Parlament Südafrikas über die Schulerziehung schwerbehinderter Kinder und konnte an einem großen Kliniksymposion über psychotisch erkrankte Kinder und Jugendliche aktiv teilnehmen. Sein profundes Fachwissen wurde dabei ebenso geschätzt wie sein menschlich-glaubwürdiges Eintreten für eine neue Ethik im Umgang mit Menschen auf erschwerten Lebenswegen. König nahm auch starken Anteil an den politisch-sozialen Prozessen in Südafrika, voll Sorgen, aber mit dem Blick für kommende Entwicklungen:

> Könnte es nicht sein, dass gerade in Südafrika, wo die Weißen so deutlich die schweren Fehler der Vergangenheit vor Augen haben müssen, nicht die Tyrannei, sondern das Leiden obsiegen wird? Vielleicht werden gerade dort, wo europäische Arroganz und Nationalismus mit ihrer Rechnung präsentiert werden, die mit Schuld Beladenen ihren Schuldigem ihre Schuld vergeben und sagen: Wenn Du willst, Freund, hier ist meine Hand. Lass uns in Frieden und Brüderlichkeit zusammenleben.[108]

Wie Karl König reiste auch der holländische Psychiater Willem Zeylmans van Emmichoven 1961 zum zweiten Mal nach Afrika. In Zeylmans, der eng mit Ita Wegman verbunden war und dessen Den Haager Klinikeinweihung König im Sommer 1928 an der Seite Ita Wegmans begleitet hatte, lebten kosmopolitische Anliegen, die denen von Karl König verwandt waren – im Hinblick auf den Weltatem der Anthroposophie im Zeitalter Michaels. Willem Zeylmans gründete keine Camphill-Gemeinschaften, trug jedoch Rudolf Steiners «Grundstein-Meditation» in die ganze Welt, als esoterischer Anthroposoph mit internationalem Format. Auch Zeylmans' Vorträge waren hervorragend besucht und unmittelbar wirksam – auf seiner zweiten Afrikareise aber starb Willem Zeylmans van Emmichoven überraschend in Kapstadt. Karl König, der zu diesem Zeitpunkt bereits wieder in Camphill war, war von diesem Vorgang tief bewegt. An Eberhard Schickler schrieb er zwei Wochen nach der Kremation:

> Mich hat selten der Tod eines Freundes so ergriffen wie dieser so plötzliche und unerwartete Hingang. [...] Die ganze Nacht von Samstag auf Sonntag «träumte» ich ununterbrochen von ihm. Ich war in Kapstadt, und er zeigte mir die Stelle, wo er gestorben ist, und sagte dann (er sprach in Englisch): «Die Leute glauben, dass ich tot bin, aber nie zuvor war ich noch so lebendig.» Er sagte auch viele andere Dinge, offenbarte mir seinen wirklichen Namen, und das muss ich einmal mündlich erzählen.
> Ich bin vor allem dankbar, dass er knapp vorher noch in unserer [Camphill-]Niederlassung in Hermanus war und zwei sehr harmonische Tage dort verbrachte. [...] Für das Leben der [Anthroposophischen] Gesellschaft ist sein Fortgang ein unersetzlicher Verlust. Es ist, als ob einer der letzten, die noch weltmännisch gesinnt waren, weg ist. [...] Es wird einsam hier, und doch muss man bleiben, so lange, bis das eigene Schicksals-Horn zu tönen beginnt.[109]

Willem Zeylmans van Emmichoven hatte 1948 und 1950 auch die Vereinigten Staaten von Amerika besucht und sich in vielen Vorträgen und Begegnungen ein persönliches Bild von den Möglichkeiten und Gefährdungen des amerikanischen Volkes verschafft, denen er 1950 in einer Schrift mit dem Titel *Amerika und der Amerikanismus* Ausdruck verliehen hatte. Auch Karl König reiste in seinem Leben noch zweimal in die Vereinigten Staaten (1960 und 1962), hielt dort große Vorträge und bereitete Camphill-Niederlassungen vor. Wie Willem Zeylmans zehn Jahre zuvor beschrieb auch König nach seiner Rückkehr insbesondere die positive Entwicklungspotenz und -bedeutung Amerikas. In einem Aufsatz mit dem Titel «Amerika, hast du es besser?» betonte König, dass er in seinem Leben keine andere Nation getroffen habe, die so stark die Anlage zur wahren Brüderlichkeit in sich trage, wie die der Amerikaner. Amerika, so König, sei der Ort, wo das soziale Hauptgesetz Rudolf Steiners realisiert und damit die «furchtbare Ehe zwischen der Arbeit und dem Lohn» [110] aufgelöst werden könne; dort lebe eine große Zahl von Menschen, die auf diesem Felde für die Würde des Menschen einzutreten bereit seien. König erlebte die Vereinigten Staaten in der Zeit seiner Besuche als ein von Gott geprüftes Volk – Gott prüfe «die Möglichkeiten eines Volkes, von dem er erwartet, dass es die Menschheit in eine bessere Zukunft führen wird»[111]. Dabei hob König – wie Zeylmans – eindringlich hervor, dass die weitere Zukunft Amerikas von der Anteilnahme Europas abhängen werde. Europa müsse realisieren, dass die «entscheidenden Schlachten» des 20. und 21. Jahrhunderts in Amerika geschlagen würden:

«Wenn nicht die Kraft der Spiritualität drüben gestärkt wird, so dass viele Hunderte, ja Tausende junge Europäer sich entschließen, eine *neue* Geisteswissenschaft nicht als Theorie, sondern als *Praxis* hinüberzutragen, um Keime zu legen, die im Laufe der nächsten Jahrzehnte zu spirituellen Zentren werden können: Ärzte, Lehrer, Bauern, Heilpädagogen, Künstler, die zu Helfern der immer größer werdenden Not werden: Wenn das nicht in einer oder der anderen Art sich vollziehen wird, dann ist kaum vorauszusehen, was werden soll.»[112]

Ita Wegman hatte bereits in den 20er und 30er Jahren immer wieder die Zukunftsbedeutung des «Westens» für die Wirksamkeit der Anthroposophie betont – und nach Liane Collot d'Herbois noch 1939 eine Übersiedlung nach Kanada und die Begründung einer Klinik in Vancouver erwogen. Eugen Kolisko, Karl König und Willem Zeylmans gehörten zu den Freunden und Mitarbeitern Ita Wegmans, die in dieser Richtung zu arbeiten versuchten – König selbst konnte noch dazu beitragen, dass heilpädagogische Camphill-Gemeinschaften in Amerika Fuß fassen konnten.

*

Anfang der sechziger Jahre nahm Karl König verstärkt an Veranstaltungen in Deutschland teil; er sprach vor achthundert Menschen an der Universität in Berlin über die Heilpädagogik, später wiederholt über die Contergan-Katastrophe sowie über Euthanasie-Fragen – immer wieder auch über die «Mission» und besondere Würde des «behinderten» Kindes.

Hans Müller-Wiedemann schrieb über den Eindruck, den der emigrierte Jude und exilierte Anthroposoph Karl König bei seinen öffentlichen Auftritten in Deutschland nach 1945 hervorrief:

> Wer war dieser Mann, der mitten im Kriege als Emigrant auf den britischen Inseln eine Gemeinschaft aufgebaut hatte und der jetzt nach dem Kriege öffentlich in Deutschland zu sprechen begann? Für viele ergab sich die Antwort auf diese immer wieder gestellte Frage in den ersten Jahren nach dem Kriege aus Gerüchten und Vermutungen. König war eine Art mythologischer Figur, eine fremde, legendäre Gestalt mit großer Überzeugungskraft und Sprachgewalt, und erst langsam begann man sich Vorstellungen zu bilden, was Camphill und wer Karl König war. Denn Gerüchte gab es viele, begeisterte Zustimmung, aber auch argwöhnische Ablehnung. Nicht zuletzt aber war es Königs Reisen nach

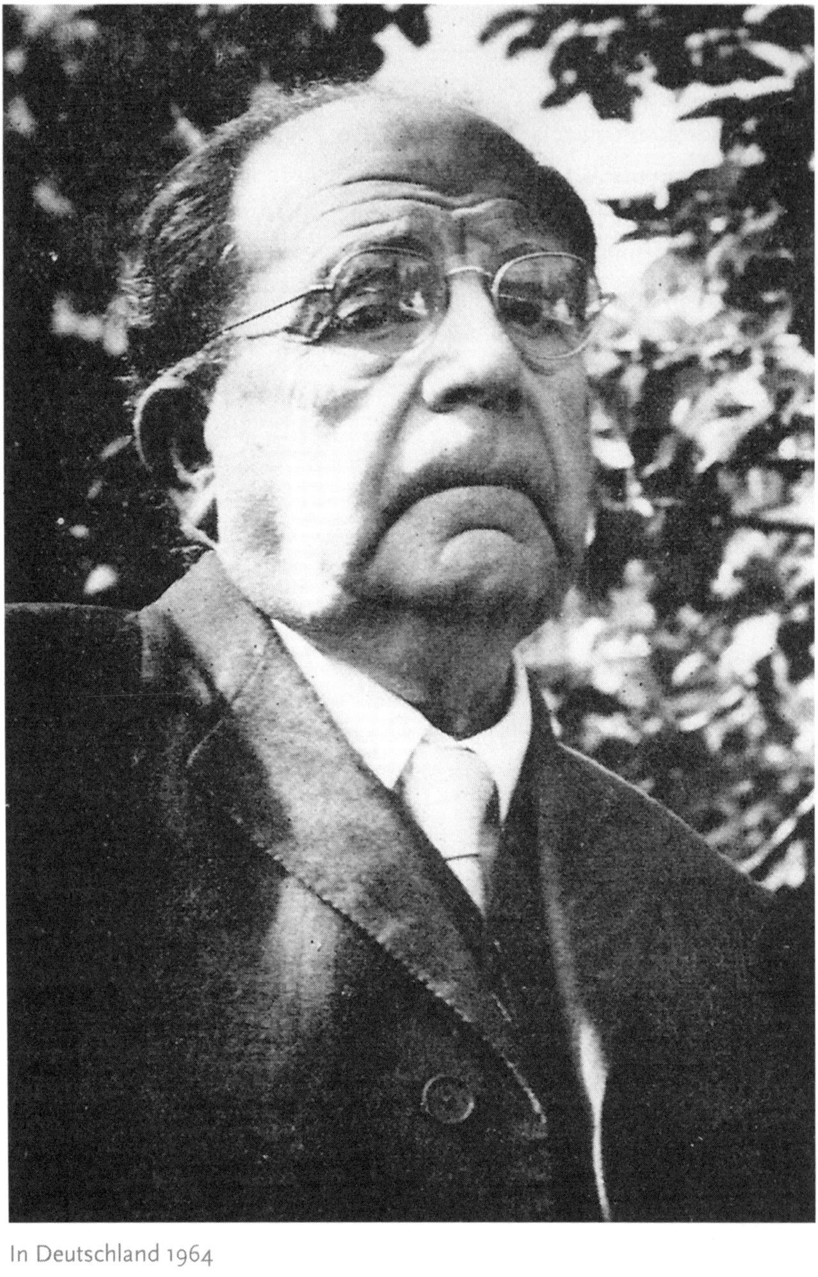

In Deutschland 1964

Deutschland zu verdanken, dass nach dem Kriege eine große Zahl junger, suchender Menschen, die als Kinder oder Jugendliche den Krieg und den Nationalsozialismus erlebt hatten, zu der Gruppe um König in Schottland stießen – eine bemerkenswerte und oft auch dramatische, fruchtbare Begegnung überlebender jüdischer Menschen mit jenen, welche in der Nazi-Zeit mit Leib und Seele davongekommen waren und den Krieg überstanden hatten. Diese Begegnung konnte, so schien es, nur im Lichte der Anthroposophie stattfinden. Sie gab dem Camphill der frühen Nachkriegsjahre gleichsam unter der Oberfläche des täglichen Lebens den Charakter einer fortdauernden unausgesprochenen Heilung von Schicksalswunden: Es entstand ein außergewöhnlicher, geistiger Raum. Was [...] bis in alle Einzelheiten des Lebens diese Jahre in Camphill sichtbar durchzogen hatte, war die Kultur Mitteleuropas, aus der Vernichtung gerettet und jetzt auch offen für neue Impulse derer, die als Suchende kamen. Es war im Sinne eines solchen geistigen Raumes der Hoffnung, dass König versuchte, in der deutschsprachigen Welt nach dem Kriege zu wirken. Das ins Exil gegangene Mitteleuropa sprach durch ihn und wurde wahrgenommen. Seine Intentionen gingen weit über die Einrichtung von Niederlassungen Camphills in Deutschland hinaus, ja, diese waren zunächst sicherlich nicht Ziel seiner Tätigkeit. Wenn König auch den Mantel Camphills überall mit sich trug, so wurde durch seine Tätigkeiten nach dem Kriege in Deutschland auch immer sein ureigenes persönliches Karma deutlich, welches ihn von weither historisch bestimmte und ihn mit Mitteleuropa verband. Der Weg nach dem Westen war ihm vom Schicksal vorgezeichnet und musste gegangen werden, und die äußeren Ereignisse haben in dieser Richtung gewirkt. König ist aber dort nie heimisch geworden, und das alte mitteleuropäisch-spirituelle Erbe, welches als ein geistiges Europa mit dem Mittelpunkt Prag in ihm lebte, hat ihn auch nach dem Krieg mit bestimmten Aufgaben zurückgerufen.[113]

Tatsächlich siedelte Karl König im März 1964 schließlich nach Brachenreuthe am Bodensee über und verbrachte seine letzten zwei Lebensjahre (abgesehen von zahlreichen Reisen) in Deutschland.

Von dort aus war König weiterhin unermüdlich tätig – er hielt große Vortragsreihen über die Aufgabe der Heilpädagogik im 20. Jahrhundert und die soziale Situation der Menschheit, und führte seine geistigen Studien weiter. Er reiste nach Prag und besuchte den Karlstein, dessen Baugedanken er tief in sich aufnahm. In seiner Geburtsstadt Wien trug Karl König noch im Oktober des Jahres 1964 unter dem Titel «Ewige Kindheit» vor. – Zugleich war König ständig weiter therapeutisch tätig, als ein berühmter und vielgesuchter anthroposophisch-heilpädagogischer Arzt, zu dem unzählige Kinder und Eltern kamen. Sie fragten nach der rechten Behandlung und nach dem weiteren Lebensschicksal von Menschen mit erschwerten Inkarnationsbedingungen inmitten einer ökonomisierten Hochleistungsgesellschaft. König fielen diese Begegnungen und Beratungen seelisch immer schwerer; in seinem Tagebuch notierte er: *«In den Sprechstunden reiht sich Not an Not, Elend an Elend. Manchmal ist das Leid so vordergründig, dass ich meine Erschütterung und Tränen kaum zurückhalten kann ... Das Janus-Gesicht des deutschen Wirtschaftswunders.»*[114] Ende November 1965 schrieb er sich auf:

> Es wird mir bange vor der Fülle der Schicksale, die sich täglich auftun und Antwort verlangen ... Wie soll das Herz, das viel zu müde geworden ist, es bewältigen können?[115]

*

König gelangen im Laufe des Jahres 1965 beeindruckende Beiträge zur heilpädagogischen Diagnostik in Berlin und viele schriftliche Ausarbeitungen zum anthroposophischen Seelenkalender, zum Verständnis der Tierwelt, zu entscheidenden biographischen Umbrüchen im 19. Jahr-

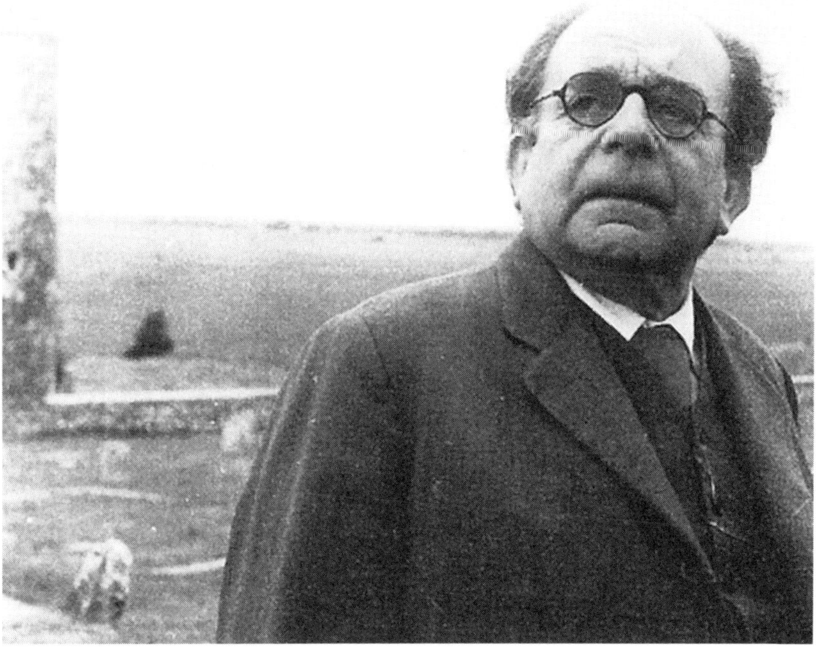

hundert, auch zur Geschichte Camphills. Im Zusammenhang mit den heilpädagogischen Vorträgen in Berlin aber hielt er fest: «*Viele neue Einsichten ergeben sich, und alles fällt mir gleich einer reifen Frucht zu. Ist das nicht alles wie ein Abschiedsgesang? Werde ich nicht mehr dazu kommen, aus alledem ein Lehrbuch zu schreiben? Im Herzen lebt große Müdigkeit.*» [116]

Obwohl er zunehmend unter schweren Herzattacken litt, konnte Karl König noch zum Jahresende 1965 die Insel Reichenau besuchen und die Geschichte des irischen Mönchstums am Bodensee erforschen, die ihn im Hinblick auf die dortigen Camphill-Anfänge (in Brachenreuthe, Föhrenbühl und am Lehenhof) sehr bewegte. König hatte die anthroposophisch-heilpädagogische Bewegung in Gestalt Camphills schicksalshaft nach Nordwesten, in die Landschaft der hibernischen Mysterien und des keltischen Christentums geführt – nun war sie auch in jenem mitteleuropäischen Bodenseeraum heimisch geworden, den über 1000 Jahre zuvor die irischen Christen kulturell erschlossen hatten.

Schließlich beschäftigte sich König auch noch mit jener Geschichte, die ebenfalls Teil seiner Biographie war und sein Schicksal im 20. Jahrhundert prägte – der des jüdischen Volkes. Lebenslang hatte sich König mit den Bedingungen und Vorbedingungen des Christus-Ereignisses auseinandergesetzt, das im Zentrum seines Interesses und seiner Arbeit stand. Die Frage nach dem Judentum, seiner Aufgabe und seines Schicksales, hatte ihn fortwährend begleitet; nun gewann sie in seiner letzten Lebenszeit noch einmal eine weitere, fulminante Dynamik. König selbst datierte die vertiefte Auseinandersetzung mit dem Schicksal des jüdischen Volkes auf einen Bibelabend vom 11. Dezember 1963 zurück; dort habe er beim Sprechen entdeckt, dass der Text der Ölberg-Apokalypse nicht eine generelle Menschheitsvoraussage, sondern im engeren Sinne eine Prophetie für das kommende Schicksal des jüdischen Volkes bedeutete. Ende 1965 am Bodensee und im Januar 1966 in Camphill trug König über diese Thematik vor.

Die Jahreswende 1965/66 verbrachte Karl König in Schottland und sprach dort unter anderem über die Sternenkonstellation des kosmischen Herzens. Im März referierte er in Deutschland erneut über Euthanasie-Fragen sowie über die Schicksalsgegebenheiten des menschlichen Lebenslaufes, über «das Tor des Mondes und das Tor der Sonne». Noch einmal hielt König einen beeindruckenden Embryologiekurs in Freiburg am 12. und 13. März 1966 und war eine Woche später in Dornach zur Vorbesprechung einer Ärztetagung für das kommende Jahr, auf der er zum Problem der Epilepsie und der Psychose sprechen wollte. Viele Jahre hatte Karl König, der 1935 von Dornach Ausgeschlossene, in Gesprächen mit dem Vorstand versucht, Möglichkeiten und Voraussetzungen eines Anschlusses der von ihm im Exil begründeten Bewegung an das Goetheanum zu prüfen. Noch 1965 hieß es in einem seiner Briefe:

> Ich selbst [...] bin zutiefst von dem Wunsch durchdrungen, eine Eingliederung der Camphill-Gemeinschaft in die Allgemeine Anthroposophische Gesellschaft zustande zu bringen.[117]

Am 21. März 1966, sechs Tage vor seinem Tod, schrieb Karl König an eine Mitarbeiterin: «Viele weitere Reisen stehen nun bevor, vor allem eine Fahrt nach Ost-Deutschland, wohin ich jetzt ganz offiziell von der Leipziger Universität eingeladen worden bin, um Vorträge über Camphill zu halten. Von dort fahre ich nach Dresden, Prag, Budapest und Wien, so dass der Vorstoß nach Osten nun wirklich beginnt ...»[118] Für Karl König öffnete sich mit den Einladungen in die DDR, die Tschechoslowakei und Ungarn der Weg in den europäischen «Osten», in jene geistige Landschaft, die er als eine alte geschichtliche Heimat betrachtete. Dort hatte er im 20. Jahrhundert sein Werk begonnen, dort sah er große künftige Aufgaben. Diesen Weg aber konnte er im 20. Jahrhundert nicht mehr gehen – nach einer schweren Herzattacke wurde er (wenige Tage nach dem letztzitierten Brief an Margit Engel) in das Überlinger Krankenhaus aufgenommen, in dem er kurz darauf sterben sollte. Karl Königs Herz versagte zunehmend – jenes Schicksals- und Gewissensorgan, das er eingehend studiert und aus dem heraus er täglich gearbeitet hatte, bis zu seiner völligen Erschöpfung: *«Es wird mir bange vor der Fülle der Schicksale, die sich täglich auftun und Antwort verlangen. [...] Wie soll das Herz, das viel zu müde geworden ist, es bewältigen können?»*

Am Sonntag, dem 27. März 1966, ging Karl König durch die Pforte des Todes und das «Tor der Sonne». Seine Aussegnung fand im Ita Wegman-Haus zu Föhrenbühl statt, einer nahe am See gelegenen, von Georg und Erika von Arnim geleiteten Camphill-Gemeinschaft, in die er große Hoffnungen setzte – wie auf die heilpädagogische Bewegung überhaupt:

> Wir müssen nur die Idee der Heilpädagogik weit genug fassen, um ihrer wahrhaften Bestimmung ansichtig zu werden. Sie will zu

einer weltweiten Tätigkeit werden, um der überall entstandenen Bedrohung der Person hilfreich entgegenzutreten. Die ‹heilpädagogische Haltung› muss in jeder sozialen Arbeit, in der Seelsorge, in der Betreuung der Alten, in der Rehabilitierung der Geisteskranken sowohl als der Körperbehinderten, in der Führung der Waisen und Flüchtlinge, der Selbstmordkandidaten und Verzweifelten sich zum Ausdruck bringen.[119]

Liebe Leserin, lieber Leser,

mit dieser Karte können Sie uns Ihre Fragen und Wünsche oder Ihre Meinung zum Buch mitteilen.

Diese Karte entnahm ich dem Buch: ______________________________

Meine Meinung zu diesem Buch:

Ich habe folgende Fragen / Wünsche:

Karl König

Meine zukünftige Aufgabe

Autobiographisches Fragment

Es gibt unendlich viele menschliche Ansiedlungen, die über die ganze Erde hin gestreut sind: Große und kleine, bedeutende und unscheinbare, mächtige und armselige. Jede aber, ob Stadt oder Metropole, Dorf oder Marktflecken, hat ihr eigenes Gesicht und ist mit keiner anderen identisch; sie hat ihre eigene Individualität. Diese ist zusammengefügt aus den Erinnerungen an alle Ereignisse und Geschehnisse, die sich in ihren Häusern und Straßen, ihren Gärten und Alleen, auf ihren Plätzen und an ihren Brunnen, Toren und Türmen zugetragen haben. Die Fülle der menschlichen Erlebnisse formt und bildet diese Individualität; und es gelingt nur selten, jener Stadt-Persönlichkeit bewusst habhaft zu werden. Jeder aber, der in ihr aufgewachsen oder alt geworden ist, trägt ein Stück von ihr mit sich.

Sie lebt im Gefüge unserer Worte, in der besonderen Melodie unserer Gesten, in der speziellen Farbe mancher unserer Empfindungen. Und kommt man in eine fremde Stadt, um sich dort niederzulassen und in ihr zu leben, dann ist es nicht leicht, die erworbenen Gebärden der täglichen Existenz in den veränderten Rhythmus des neuen Daseins harmonisch einzufügen.

So ging es vielen von uns, die aus Wien und Österreich ins nördliche Schottland verschlagen wurden; hinauf nach Aberdeen, das etwa so hoch wie die Spitze von Jütland liegt und auf dem gleichen Breitengrad wie Göteborg und Riga. Auch diese Stadt hat ihr eigenes, ganz persönliches Gesicht. Sie ist – neben manchem anderen – eine Hafenstadt; sie ist auch alt und in Teilen noch ehrwürdig. Viele ihrer Häuser sind aus dem grau-silbernen Granit gebaut, der in ihrer unmittelbaren Nähe gebrochen wird. Dieser Farbe nach wird sie auch «The Silver City», die silberne Stadt, genannt.

Himmel und Meer verschwimmen dort oft in Nebel und Regen ineinander. Dann dringt ein grauer Schleier durch alle Gassen und dumpfe Feuchtigkeit zieht in die Wohnungen der Menschen ein. In den Zimmern brennen Sommer und Winter die offenen Kamine, die ein wenig Wärme und Licht in die dunklen Stuben tragen. Und manchmal, wenn ich durch Aberdeen zu wandern hatte, kamen mir die Strophen Theodor Storms in den Sinn:

> Am grauen Strand, am grauen Meer
> Und seitab liegt die Stadt;
> Der Nebel drückt die Dächer schwer,
> Und durch die Stille braust das Meer
> Eintönig um die Stadt.

Wie anders war es hier als in Wien! Und doch, hierher wurden wir verschlagen und sollten beginnen, uns auf ein neues Leben und eine neue Arbeit einzurichten.

Aberdeen liegt zwischen der Mündung zweier Flüsse: dem Dee und dem Don. In etwa 5 km Abstand fließen diese beiden Wasser jetzt ins Meer. Vor Jahrtausenden waren sie wohl zu einem einheitlichen Delta vereinigt, das von der Nordsee allmählich abgetragen worden ist.

Der Dee durchzieht – von den Cairngorms, einem Teil des schottischen Hochlands, kommend – von Westen nach Osten die Grafschaft Aberdeenshire. Nördlich von ihm, in den Cairngorms entspringend, strömt der Don. Beide gehören auch heute noch zusammen und ergänzen einander. Der Dee ist rascher, freundlicher und lebendiger. Wenn ihn die Sonne bescheint, lächelt er ihr entgegen und die Lachse springen durch seine Wellen. Der Don ist ernst, langsam und hat einen männlicheren Charakter. Wo er fließt, gibt es Weiden und Äcker, aber nur wenige Gärten und Blumen. Er ist mehr praktisch und realistisch eingestellt.

Es wird erzählt, dass der große Columban predigend und missionierend das Dee-Tal hinunterzog und dass es seit damals erst so fruchtbar geworden ist und sich den reichen Blütenschmuck umgeworfen hat. Ob auch die Ufer des Don von diesem irischen Mönch berührt und durchwandert wurden, ist unbekannt.

Überall aber, um Dee und Don, auf Hügeln und Kuppen, stehen noch die Reste alter Steinzirkel und Dolmen. Wohin man da auch kommt,

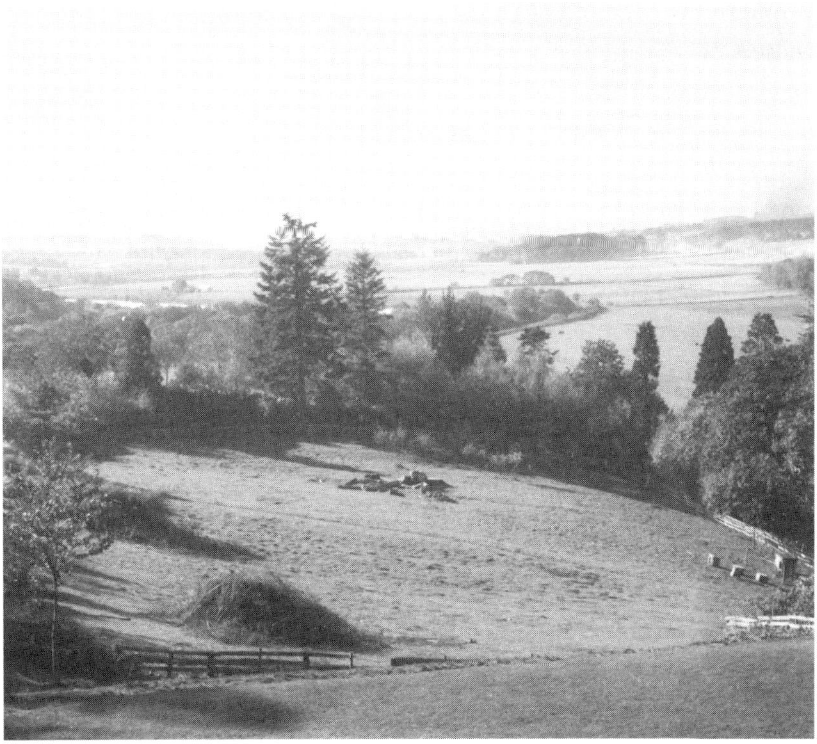

Dee Valley

findet man diese Monumente prähistorischer Vergangenheit. Eine uralte Menschheit, aus der frühen und späteren Steinzeit, war einstmals dort ansässig gewesen. Auf den Hebriden und Orkney-Inseln sind die Reste ihrer befestigten Plätze erst kürzlich ausgegraben worden. Die urgeschichtlichen Dolmen, «Standing Stones» und Steinkreise sind an vielen Orten noch erhalten.

Dieses Durchdrungensein mit der Epoche der Erdgeschichte, die an den Untergang der Atlantis erinnert, ist ein Charakteristikum der dortigen Landschaft. Auch regnet es oft tagelang, und manchmal kann die Sonne für Wochen nicht die Wolken- und Nebelschwaden durchbrechen.

Erinnernd wiederholen sich dann die Tage der Sintflut und der schrittweisen Zerstörung des atlantischen Kontinents. Ist nicht das nördliche Schottland noch ein letztes Glied jenes uralten Erdteils, der einstmals in den Fluten des Atlantischen Ozeans versank?

Die Eiszeiten und die Jungsteinzeit mit ihren Megalith-Monumenten sind noch überall zu erleben. Selbst die Menschen sind – unter der Bewusstseinsschwelle und hinter dem Schleier des modernen Lebensanstrichs – noch Höhlenbewohner; wortkarg, bedächtig und phlegmatisch. Sie brauchen lange, ehe sie sich an Neues gewöhnen. Gäste nehmen sie sehr freundlich auf; wer aber bleibt, wird selten einer der ihren. Es dauert oft Generationen, ehe ein Fremdling den Zugang zu ihren Kreisen findet.

So ging es auch uns; mit großem Entgegenkommen wurden wir empfangen. Als wir aber Miene machen mussten, zu bleiben, war es mit mehr als freundlicher Höflichkeit vorbei. Dahinter wuchs Ablehnung und Abwehr. Und nur Wenige gaben uns hilfreich die Hand zu weiterem Tun und Handeln; von ihnen wird noch zu erzählen sein.

Seit altersher war Aberdeen eine Zwillingsstadt: «Old Aberdeen» am Don, und «The Royal Borough of Aberdeen» am Dee gelegen. Der Stadt-Name kommt wohl vom Namen Don, der durch den einheimischen Dialekt in Aber-Deen umgewandelt wurde. Ich erwähne das, weil Don und Donau – der Fluss unserer einstigen Heimat – einen fernen Klang der Erinnerung und des Heimwehs in sich birgt.

Old Aberdeen war für lange Jahrhunderte die vornehmere der beiden Städte. Sie war zurückhaltend und konservativ; eine Universität wurde 1495 dort errichtet. Viele bedeutende Theologen und Philosophen lehrten an dieser Hochschule; unter ihnen der berühmte Gegner David Humes, Thomas Reid (1710–1796), der Gründer der schottischen Philosophenschule.

Die eigentliche Stadt (Borough) Aberdeen liegt am Dee. Sie war von Anfang an die Hafenstadt und entwickelte dadurch die verschiedenen Zweige des Handels und der Gewerbe. Auch sie war grau und neblig, aber lebendiger und leichtlebiger als das starre Old Aberdeen.

Heute gehen beide ineinander über; sie sind durchsetzt mit neuen Bauten und haben ihren individuellen Charakter im Schematismus der modernen Architektur fast gänzlich verloren. Was vor 25 Jahren gerade noch ahnbar war, ist heute schon vergangen und vergessen.

Wie die meisten Länder des Nordens ist auch Aberdeen durch und durch protestantisch. Die «Kirk» hat noch einen gewissen Einfluss auf das Leben der Stadt. Die «Church of Scotland» ist von einem Puritanismus durchdrungen, der deutliche Züge der dunklen Zeiten Calvins und John Knox' an sich trägt. Kaum ein Lied, kein Schmuck, nur Predigt, Gebet und Bibeltextwalten im Gottesdienst. Das Christentum ist zum starren Bekenntnis geworden und der Pfarrer zum angestellten Diener der Gemeinde.

Am Rande der Stadt fließt der Dee in die Nordsee. Entlang seines Laufes wird er vom Dee-Tal begleitet, das nördlich und südlich seines langen Weges als ein schmaler, fruchtbarer Streifen Land sich hinzieht. Zu beiden Seiten liegen kleinere Ansiedlungen mit vorstädtischem und, mehr landeinwärts, dorfähnlichem Charakter. Villen, Landhäuser, Bauernhöfe; hier und da eine Straße mit Läden und einigen Gasthäusern.

Am nördlichen Ufer, etwa 10 km stromaufwärts, auf einem Hügel im Flecken Milltimber, liegt Camphill. Es besteht zunächst aus drei Häusern; einem großen Herrenhaus, der sogenannten «Lodge» (dem Pförtnerhaus, in welchem der Gärtner wohnte) und einem kleinen Bauernhaus mit Scheunen und Ställen. Dort wurden Pferd und Wagen für die Herrschaft gehalten; daneben auch einige Kühe. Auf den dazugehörigen Feldern wuchs Gras und Hafer; und der hochummauerte Garten gab das Gemüse für die kleine Gruppe von Menschen, die dort zusammenlebte. Das war noch so, als wir zu Pfingsten 1940 dieses Anwesen übernahmen. Damals wurde das große Haus von einem kinderlosen jungen Ehepaar bewohnt, das den Drang nach der Stadt hatte und deshalb Camphill verkaufte.

Der große Park reichte bis an die Ufer des Dees und in den nach Süden gelegenen Zimmern hörte man ständig die Melodie seines raunenden Fließens. Nur im Winter, wenn er Eisschollen trägt, wird er so langsam, dass sein Lied fast verstummt.

Am gegenüberliegenden Ufer und ein wenig westwärts, breiten sich die Wiesen und Felder eines ähnlichen Gutes aus; es heißt Maryculter. Beide, Camphill und Maryculter, waren einstmals das Zentrum eines mächtigen Besitzes, der viele hunderte Hektar Land umschloss. Am Rand des Parks von Maryculter liegt noch ein alter, eingezäunter Friedhof; er birgt die Gräber der Tempelritter, die einst dort und in Camphill ansässig gewesen sind. Sie waren die Herren jenes gewaltigen Besitzes gewesen. In Camphill und Maryculter wohnten sie.

Als wir dort einzogen, wussten wir nichts von dieser Templer-Vergangenheit, in die wir – vom Schicksal geführt – eintraten. Erst als wir der Vorgeschichte Camphills nachgingen, erfuhren wir mit erschrockenem Staunen, welch historische Bastion uns übergeben worden war.

Camphill war eine der nördlichsten Niederlassungen des Templerordens gewesen. Und auch hier wurden seine letzten Vertreter – wie überall sonst in Europa ausgerottet, weil Philipp der Schöne, König von Frankreich, aus Gier nach Gold und Übelwollen dem Orden Vernichtung geschworen hatte. Als Jakob von Molay, der letzte Großmeister der Templer, auf der zentralen Seine-Insel in Paris verbrannt wurde, erlosch der große Orden. Bald nachher wurden wohl auch die letzten Templer von Camphill und Culter hingerichtet.

Am 11. März 1314 vollzog sich dieses Autodafé in Paris. Am 11. März 1938 marschierte Hitler, als Imperator des Grauens, in Wien und Österreich ein. Damit begann auch die Geschichte Camphills.

*

Am Anfang dieses Jahrhunderts wurde ich in Wien geboren. Meine Eltern waren Juden; der Vater stammte aus dem Burgenland, die Mutter kam aus dem tschechischen Mähren. Ich wuchs als einziges Kind in relativer Einsamkeit auf. Der Besuch der Volks- und Mittelschule ging

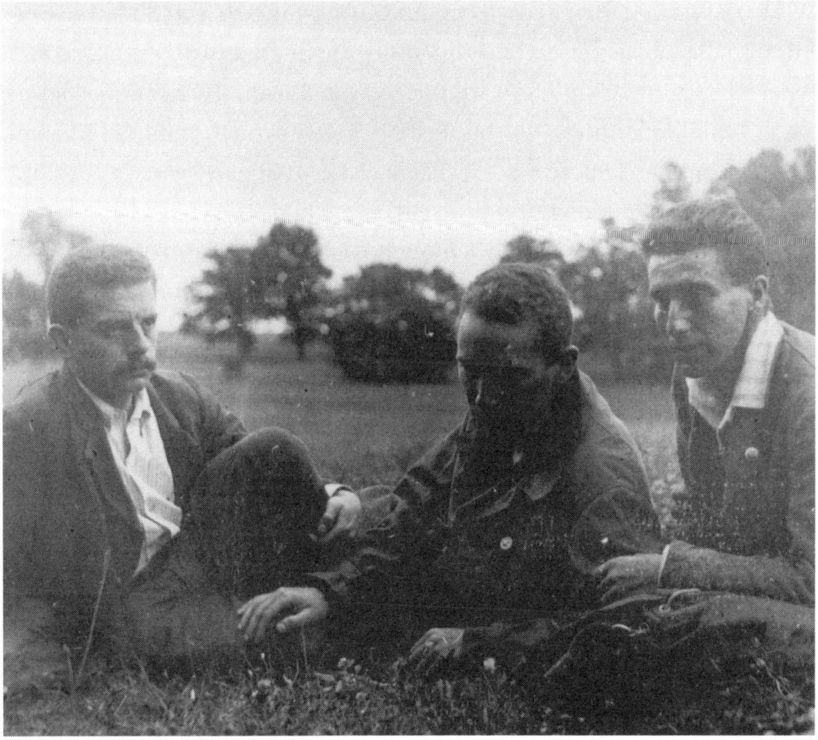

Karl König (li) mit Jugendfreunden, Wienerwald 1925

nicht ganz reibungslos vor sich, da ich in manchen Dingen recht eigenwillig war.

Dann kam der erste Weltkrieg und brachte den Zerfall der österreichisch-ungarischen Monarchie mit sich. Ich erinnere mich deutlich des Tages, an dem Kaiser Franzjoseph in der Kapuzinergruft beigesetzt wurde, und zwei Jahre später – ich war gerade sechzehn Jahre alt – an den Zusammenbruch der Fronten und die Revolution im November 1918.

Philosophische, naturwissenschaftliche und soziale Fragen begannen damals mich intensiv zu bewegen. Denn der Verlust aller bisherigen

Werte rief nach neuen Maßstäben und Gesinnungen. Von Seiten meiner Eltern hatte ich keinerlei Führung und Hilfe in diesem Streben. Freunde hatte ich, als Einzelkind, nur wenige. So war ich auf Bücher angewiesen, die – ohne Anleitung – in buntestem Kauderwelsch studiert wurden. Ich las Haeckel und Freud mit der gleichen Hingabe wie George und Hofmannsthal, Buddha und Laotse, Dumas und Balzac.

Zu dieser Zeit entdeckte ich auch das Neue Testament und damit eröffnete sich dem Knaben eine gänzlich neue Welt. Ich empfand, dass mir hier etwas entgegentrat, das ich schon lange gesucht hatte und das mein weiteres Leben zutiefst mitbestimmen wird.

Ein zweites und wichtiges Element von Belehrung und Führung wurde mir durch mein Hineinwachsen in eine Gruppe junger Menschen gegeben, die eine Art Wandervogel innerhalb der österreichischen Jungsozialisten bildeten. Hier traten mir die sozialen Probleme unmittelbar entgegen. Die Bekanntschaft mit jungen Arbeitern und der Besuch von Arbeiter-Hochschulen, an welchen ich sprach und diskutierte, war mein Schritt in die Wirklichkeit der menschlichen Gesellschaft.

Etwas später wurde ich durch die Bücher und Schriften Adolf Stöhrs, der damals Professor für Philosophie und Psychologie an der Wiener Universität war, in die Fragen der Erkenntnistheorie und die Probleme der sinnlichen Wahrnehmung eingeführt. Zutiefst ergriff mich die Rätselfrage nach der Realität der äußeren Welt, der Vorstellungsbildung und des Denkens überhaupt. Tage- und nächtelang versuchte ich, mein eigenes Denken zu beobachten, um dem Erkenntnisvorgang selbst auf die Spur zu kommen.

Das alles bewegte mich dauernd und unentwegt während der beiden letzten Jahre meiner Mittelschulzeit; dann kam – 1920 – das Abitur und anschließend daran ein Vorbereitungsjahr an der Universität in Wien. Da ich Realschüler war, musste ich das sogenannte Latinum nachholen, hörte aber vor allem Vorlesungen über Botanik, Zoologie, experimentelle Zoologie und Biologie. Die Welt der naturwissenschaftlichen Forschung begann sich vor mir mit unmäßiger Gewalt zu enthüllen. Auch hier griff ich nach allen mir zugänglichen Büchern. So sehr mich die Wunder des Organischen ergriffen, so unbefriedigt ließen mich die Wege, die sie zu erklären suchten. Darwin, Haeckel, Driesch, Verworn, v. Uexküll, Hertwig und die vielen anderen, die ich studierte, zeigten nur mögliche Wege, aber gaben keine befriedigende oder gar allumfassende Einsichten.

Bis ich dann auf Goethes naturwissenschaftliche Schriften hingewiesen wurde. Seine botanischen und anthropologisch-morphologischen Darstellungen wirkten auf mich wie eine Erlösung. Hier fühlte ich mich unmittelbar angesprochen, das waren die Tore, die zu möglichen Antworten führen werden. Ich begegnete in den Goetheschen Anschauungen über die Natur etwas, das mein Denken ebenso belebte, wie vorher das Neue Testament meine Empfindungen zu einem neuen Dasein erweckt hatte.

Nun erst wurde das Studium der Anatomie, der Embryologie und Histologie zu einem täglichen Quell innigster Freude. Knochen und Muskel offenbarten mir neue Welten. Die Idee der Metamorphose ergriff mich tief und ich lernte ahnend das Walten der Bildekräfte der Natur kennen. So begann ich auch die Identität, die zwischen diesen Bildekräften und unseren Gedanken besteht, zu erfassen. Draußen, in der Natur, wirken diese bildenden Kräfte so, dass sie alle organischen Formen entstehen lassen. Drinnen, in der menschlichen Seele aber, sind sie die Bildner unserer Gedanken und Ideen.

Diese Erkenntnisse begann ich skizzenhaft, nur für mich selbst, aufzuschreiben; ich war der Ansicht, dass ich mich in diesen Fragen mit anderen Menschen kaum verständigen konnte. In diesbezüglichen Gesprächen und Diskussionen stieß ich immer neu auf das völlige Unverständnis meiner wenigen Freunde.

In diese Zeit – etwa um 1921 – fiel meine erste Begegnung mit dem Namen Rudolf Steiners. In einer Ausstellung moderner Bilder fand ich ein Triptychon des damals in Wien recht bekannten Malers und Graphikers Richard Teschner. Links war Konfuzius dargestellt, rechts der meditierende Buddha und in der Mitte die magere und abgerissene Gestalt eines modernen Proletariers. Ein Spruch aus dem Dhammapadam stand unterhalb des Buddhabildes; ein Wort aus den Lun-yü unter dem des Konfuzius. Und unterhalb des Mittelbildes war zu lesen:

Der weißen Rasse neues Morgenrot
Wird im Erdgebiet sich offenbaren
Erst, wenn dieser Rasse Wissende
Erfühlen der Seele Band mit dem Geist,
Und in ihnen wirken wird
Empfindung von der Schande,
Die Seelen schwärzt, wenn sie
Das Menschenwesen durch Materien-Sinn
Begreifen wollen.

Rudolf Steiner.

Das war mir aus dem Herzen gesprochen. Wer aber war Rudolf Steiner, dass er neben Buddha und Konfuzius erscheinen durfte? Ich bekam in der Universitätsbibliothek eines seiner Bücher: *Goethes Weltanschauung* und war beim Lesen tief befriedigt. Aber ich suchte mehr; denn das, was darin stand, war mir zum größten Teil schon bekannt. So suchte ich weiter.

Da fiel mir – nach einem Vortrag, den mein späterer Freund Eugen Kolisko an der Universität über «Die Metamorphose der Knochen» hielt – das Buch *Die Philosophie der Freiheit* von Rudolf Steiner in die Hände. Das war es! Hier stand – oft mit den gleichen Worten – das zu lesen, was ich für mich selbst über die schaffenden Kräfte in Natur und Menschendenken aufgeschrieben hatte! Die Erschütterung war tief und furchtbar. Hatte ich das alles abgeschrieben? Oder war es die Wahrheit, die sich jedem suchenden Denken ergab?

Mein Weg in die Anthroposophie lag nun vor mir. Ich begann Rudolf

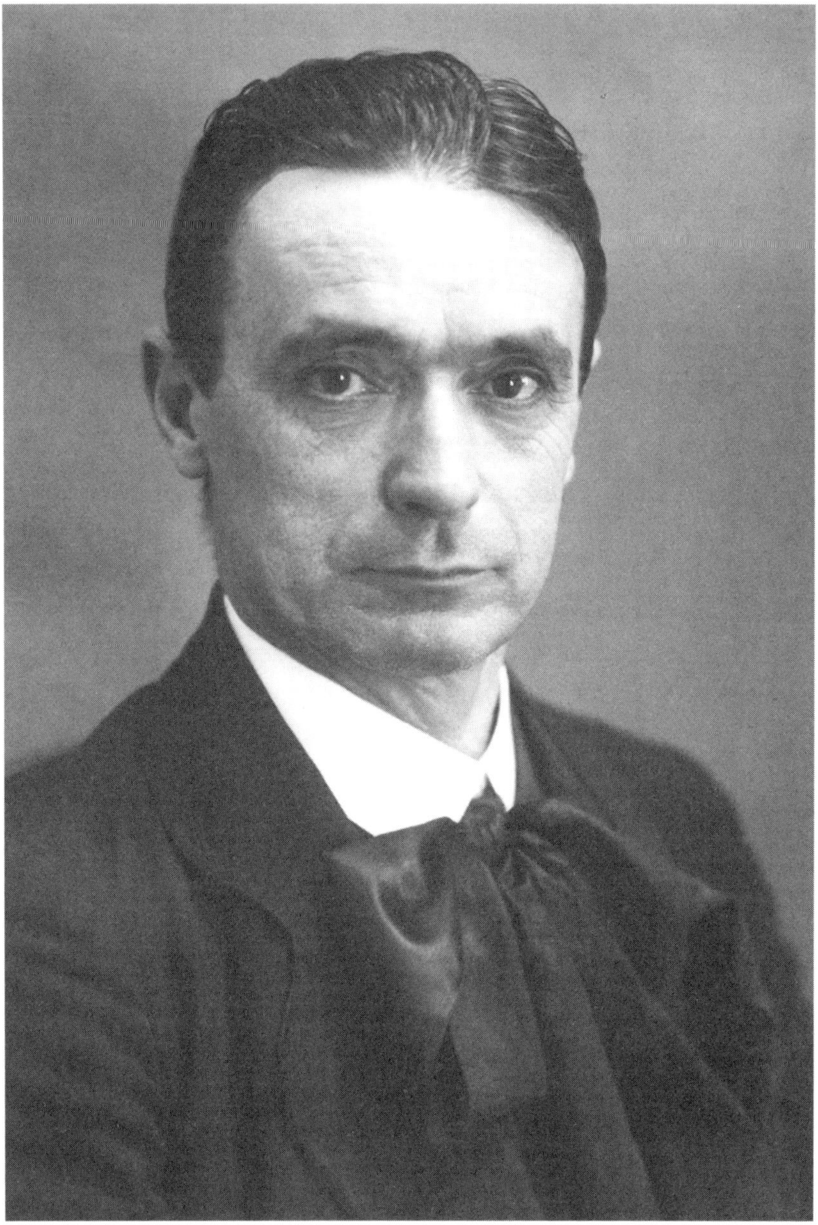

Rudolf Steiner

Steiners grundlegende Bücher zu lesen. Ihm selbst aber bin ich persönlich nicht mehr begegnet. Die Möglichkeit, ihn während des Ost-West-Kongresses in Wien, im Juni 1922, sprechen zu hören, ließ ich vorübergehen. Das Studium, ein gewisses Maß an jugendlichem Eigendünkel und auch Phlegma standen diesem Ereignis im Wege. Ich habe es später oft und tief bereut. Vielleicht war es aber auch ein Stück Notwendigkeit, das sich darin aussprach.

Nach Beendigung des Physikums, gleich am Beginn der klinischen Semester, trat ich als Demonstrator in das Embryologische Institut der Wiener Universität ein. Es wurde damals von Alfred Fischel geleitet und ich fand in ihm einen guten, wenn auch etwas pedantischen Lehrer. Die Entwicklungsmechanik, wie sie von Wilhelm Roux begründet worden war, lebte in seinen und seiner Mitarbeiter Anschauungen. Wir verstanden uns nicht; für mich aber waren die drei Jahre, die ich in diesem Institut verbrachte, von größter Wichtigkeit. Ich lernte die Wege der sogenannten exakten Forschung kennen. Gleichzeitig unterrichtete ich hunderte Studenten in der Kunst des Mikroskopierens; vor allem aber wurde mir die Entwicklung und Ausgestaltung des menschlichen Embryo gründlich vertraut. Hier eröffnete sich eine Fundgrube für dauernde Neuentdeckungen. Und langsam wuchsen in mir neue Einsichten in die waltenden Kräfte, die den menschlichen Keim ausgestalten.

In der Bibliothek des Instituts war mir ein großer Teil der embryologischen Literatur zugänglich und ich studierte besonders die Arbeiten, in welchen die Frühstadien der menschlichen Embryonalbildung beschreibend dargestellt wurden. Hier gelang mir nun die wichtige Entdeckung, dass die Hüllen des Embryos sich zunächst ausformen und dann später erst der Embryo selbst sich auszubilden beginnt. Damit aber war die Grundlage für eine geisteswissenschaftliche Interpretation dieses Entwicklungsrätsels gegeben. Ich durfte erkennen, dass die grandiosen Bilder, die in der Genesis dargestellt sind, ihre Spiegelung und Wiederholung in der Bildung der menschlichen Embryonalhüllen finden. Nun konnte eine neue Fassung dem damals schon nicht mehr anerkannten biogenetischen Grundgesetz gegeben werden. Eine tiefe Befriedigung durchdrang mich; denn mir offenbarte sich zum erstenmal die beglückende Synthese zwischen Naturwissenschaft und anthroposophischer Geisteswissenschaft. Diese Zusammenschau wurde mir zur Grundlage späteren Arbeitens.

Um diese Zeit, am 30. März 1925, überschritt Rudolf Steiner die Schwelle des Todes. Die Nachricht erschütterte mich bis in die Wurzeln meiner Existenz. Ich empfand dumpf diesen ungeheuren Verlust. Im Sommer darauf besuchte ich zum ersten Mal seine Wirkensstätte in Dornach; der Eindruck war tief.

In den klinischen Vorlesungen lernte ich den kranken Menschen kennen; die waltenden Anschauungen und Methoden aber stießen mich ab. Auch hier wurde versucht, «das Menschenwesen durch Materiensinn» zu erfassen und die Resultate waren demgemäß. Die Patienten wurden kaum wirklich geheilt; dafür aber wurde das ärztliche Prestige hochgehalten. Einzelne Professoren waren gute Diagnostiker, glänzende Chirurgen und launige Causeure. Aber wo war der wahre Heilerwille geblieben? Er wurde zur leeren Phrase, die man an Gedenktagen und Promotionen hervorholte und breitschlug. Der heilige Eid des Hippokrates war zum Schemen geworden.

So galt es auch hier, neue Wege zu suchen. Ich fand damals den Anschluss an eine kleine Gruppe von Ärzten und Medizinstudierenden, die sich um die Anthroposophie bemühten, und wir machten unsere ersten gemeinsamen Schritte auf diesem schwierigen Pfad. Zu dieser Zeit lagen schon eine größere Reihe von Vorträgen vor, die Rudolf Steiner für interessierte Ärzte gehalten hatte. Wir widmeten uns dem Studium dieser Hinweise, kamen aber nur langsam mit unserem Verständnis dafür voran. Ich denke mit großer Dankbarkeit an die damalige Gruppe zurück. In ihr wurde das erste Fundament für meine weitere ärztliche Arbeit gelegt.

So gingen die klinischen Semester vorbei; ich erwarb mir einen vorläufigen Überblick in das umfassende Feld der Medizin. Auch am Embryologischen Institut setzte ich meine Arbeit fort und publizierte eine kleine

Zahl von unbedeutenden Untersuchungen. Eine allerdings beschäftigte sich mit dem experimentellen Nachweis der Wirksamkeit homöopathisch verdünnter Substanzen. Ich konnte zeigen, dass Froschlarven, wenn sie in steigend verdünnten Lösungen von Silber und Blei (D 1 bis D 30) gehalten werden, eine recht verschiedene Entwicklung und Metamorphose durchschritten. Darüber hielt ich dann einen Vortrag in der Wiener Biologischen Gesellschaft, der zu lebhaften Diskussionen führte. Am folgenden Tag hatte ich meine Schlussprüfung in Pharmakologie abzulegen; der Prüfer aber, der am Abend vorher den Vortrag des Prüflings angehört hatte, ließ den nicht allzu gut vorbereiteten Kandidaten durchs Examen rasseln. Trotzdem wurden meine Untersuchungen im *Archiv für experimentelle Medizin* veröffentlicht. Sie brachen eine Lanze für die Homöopathie. Es war zur gleichen Zeit, da Geheimrat Bier in Berlin für die Wirksamkeit homöopathischer Medikamente eintrat und der große Konflikt zwischen Schulmedizin und den Schülern Hahnemanns wieder einmal aufflammte.

Im Frühling 1927 promovierte ich dann in Wien zum Doktor der Medizin. Kurz darauf ging ich als Assistenzarzt an ein kleines Krankenhaus in Niederösterreich, wo ich unter der Leitung eines gütigen und sehr erfahrenen Primarius in die tägliche Praxis der Heilkunde eingeführt wurde. Das Krankenhaus lag im Schatten des berühmten Stiftes Klosterneuburg, und etwas von der Ruhe und der vergangenen Größe des Zisterzienserordens strahlte auf uns aus. Ich saß manchmal in der großen Bibliothek des Klosters, öfter aber in dem dazugehörigen Wirtsgarten, dessen Terrasse von gewaltigen Kastanien überdacht war. Der Blick ging hinunter auf die Donau und hinüber auf das Marchfeld. Damals wurde ich mir – wie kaum jemals vorher – meines Österreichertums deutlich bewusst.

Im Herbst des gleichen Jahres aber trat die entscheidende Änderung ein, die mich für viele Jahre von der Heimat wegführte. Bald nach der Promotion wurde ich aufgefordert – ich war 1925 Mitglied der Allgemeinen Anthroposophischen Gesellschaft geworden – im Rahmen einer öffentlichen anthroposophischen Tagung einen naturwissenschaftlichen Vortrag zu halten. Ich wählte als Thema: «Haeckel, die Evolution der Organismen und das biogenetische Grundgesetz». An die genaue Formulierung des Titels kann ich mich nicht mehr erinnern. Der Vortrag fand in einem großen Saal statt und erntete viel Anerkennung. Man begann in der Anthroposophischen Gesellschaft auf mich aufmerksam zu werden.

Zur gleichen Zeit machte mir Professor Fischel das Angebot, mich für das Fach der Embryologie an der Universität zu habilitieren und versprach mir seine volle Unterstützung. Er war damals Dekan der medizinischen Fakultät. Ich machte ihn auf meine anthroposophischen Anschauungen aufmerksam. Er aber meinte, solange ich in den zu haltenden Vorlesungen davon keinen Gebrauch machte, stünde meinen «Privatansichten» nichts im Wege. Darauf aber konnte ich mich nicht einlassen und so schied ich aus dem Verband des Institutes aus.

Ich verließ nun auch bald Klosterneuburg, um mich im Fach der Kinderheilkunde weiterzubilden und famulierte in einem der großen Kinderspitäler in einem Vorort von Wien.

Es war dann im Oktober 1927, dass Frau Ita Wegman nach Wien kam. Diese große Persönlichkeit war in den letzten Lebensjahren Rudolf Steiners engste Mitarbeiterin gewesen; damals stand sie dem Klinisch-Therapeutischen Institut in Arlesheim bei Basel vor. Diese Heilanstalt war dem Goetheanum, der Freien Hochschule für Geisteswissenschaft, angeschlossen, und Dr. Wegman war gleichzeitig die Leiterin der klinischen Sektion dieser Hochschule.

Bei einer gesellschaftlichen Veranstaltung wurde ich ihr vorgestellt. Es kam zu einem Gespräch, und sie fragte mich, ob ich nicht als Assistent an ihre Klinik kommen möchte. Nach anfänglichem Zögern griff ich freudig zu. Ich empfand, dass meine Zeit in Wien zu Ende gekommen war. Der öffentliche Vortrag war Abschluss dieser Epoche gewesen, und der Abgang vom Embryologischen Institut setzte das Siegel auf dieses Geschehen.

Ich sprach mit meinen Eltern, informierte meine Freunde und

Grundlegendes zu einer geisteswissenschaftlichen Histologie an Hand der Knochenentstehung in der Embryonalzeit.

Dr. Karl König.

I.

Wenn man die allmähliche Entstehung der Knochensubstanz im Verlaufe der Embryonalzeit verfolgt, dann treten Wandlungen und Verwandlungen auf, welche bildhaft vor unsere Augen ein Geschehen hinstellen, das uns tief hineinführen kann in das Werden von Mensch und Erde.

In dem medizinischen Buche von *Dr. R. Steiner* und *Dr. Ita Wegman* *) ist im fünften Kapitel, das den Titel „Pflanze, Tier, Mensch" trägt, in grundlegender Art auf die Entstehung der Leiber, welche die Träger dieser drei Wesenheiten im Irdischen sind, hingewiesen. Es wird von *Substanzströmen* gesprochen, welche die Organismen durchziehen und die Grundlage ihrer Gestaltung und Wirksamkeit bilden. Dort ist zu lesen:

„In der *Pflanze* ist die Substanz vorhanden, die durch die auf die Erde einströmenden Kräfte verwandelt wird. Das ist die lebende Substanz".

„Beim *Tier* entsteht die empfindende Substanz aus der lebendigen, wie bei der Pflanze die lebendige aus der leblosen. Es ist ein zweifacher Substanzstrom vorhanden."

„Beim *Menschen* wird auch dieser Vorgang im Flusse erhalten. Die empfindende Substanz wird in den Bereich einer weiteren Organisation hineingezogen. Man kann diese die Ich-Organisation nennen. Die empfindende Substanz wandelt sich noch einmal. Es entsteht ein dreifacher Substanzstrom. Dadurch entsteht die menschliche innere und äussere Gestalt."

So bildet sich also, wie aus diesen Worten zu entnehmen ist, die Gestalt der Pflanze dadurch, dass die leblose Substanz von den Kräften der ätherischen Welt ergriffen und verwandelt wird.

Die tierische Gestalt, indem der Substanzstrom, der zwischen lebloser und lebendiger Substanz besteht, noch weiter geführt wird.

*) „Grundlegendes für eine Erweiterung der Heilkunst nach geisteswissenschaftlichen Erkenntnissen."

Karl König: Embryologischer Aufsatz in der «Natura» (1927/28) fuhr dann – ohne Anstellungsvertrag und Arbeitserlaubnis – auf gut Glück nach Basel. Am Abend des 6. November traf ich dort ein, und am 7. November hielt ich meinen Einstand im Klinisch-Therapeutischen Institut in Ariesheim.

Ein neuer Lebensabschnitt begann.

Vom 24. Juni bis 7. Juli 1924, wenige Monate vor seinem Ableben, hat Rudolf Steiner noch einen Kurs von zwölf Vorträgen über Heilpädagogik gehalten. Er war darum von einer kleinen Gruppe junger Menschen gebeten worden, die sich die Erziehung und Betreuung zurückgebliebener Kinder als Lebensarbeit erwählt hatten, von den damals geübten Methoden aber unbefriedigt geblieben waren. Zu dieser Zeit gab es schon eine Dependance des Klinisch-Therapeutischen Instituts in Arlesheim, welches eine kleinere Zahl von geistig gestörten und schwachsinnigen Kindern betreute. Und in Jena war – wenige Wochen vor Beginn des erwähnten Kurses – ein weiteres Heim, das erste «Heil- und Erziehungsinstitut für Seelenpflege-bedürftige Kinder» eingerichtet worden. Dieses trug den Namen «Lauenstein».

Rudolf Steiner hatte es am 18. Juni besucht und – weil er mit der Gründung zufrieden war – versprochen, einige Vorträge über Heilpädagogik zu halten. So kam dieser Kurs zustande. Er wurde zum Keimpunkt einer heilpädagogischen Bewegung, die fast zwei Jahrzehnte lang von der weltweiten Initiative Ita Wegmans getragen wurde. In Deutschland, England und in der Schweiz entstanden zunächst eine Reihe von kleineren und größeren Instituten, in welchen alle Arten Seelenpflege-bedürftiger Kinder nach den Angaben Rudolf Steiners behandelt, geführt und unterrichtet wurden. Eine ganz neue Art von Betreuung zurückgebliebener Menschenkinder setzte damit ein. Diese Wesen wurden nicht mehr als minderwertige Menschen betrachtet, sondern alle notwendige Liebe und Hingabe wurde ihnen zuteil. Die Ur-Impulse heilpädagogischen Tuns, wie sie am Anfang des 19. Jahrhunderts von Itard, Séguin, Pestalozzi und Guggenbühl geschaffen worden waren, wurden wieder aufgegriffen. Nun aber waren sie durchleuchtet von der Erkenntniskraft der Geisteswissenschaft.

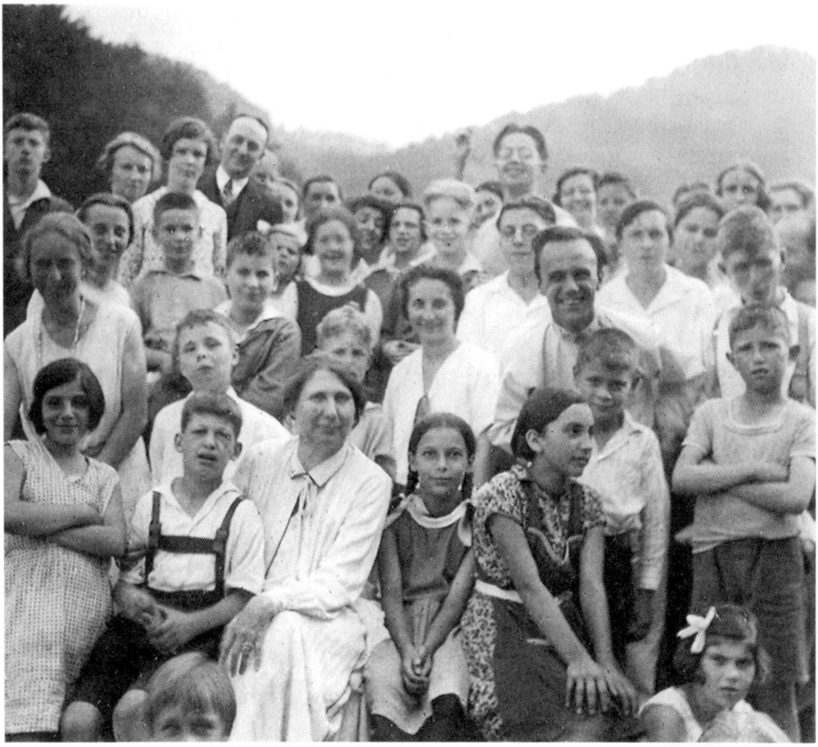

Ita Wegman am Sonnenhof

Als ich mich in Arlesheim ein wenig zurechtgefunden hatte, führte mich Frau Dr. Wegman eines Tages zum «Sonnenhof». Das war ein größerer Besitz hinter dem Arlesheimer Dom, der für die heilpädagogische Arbeit von ihr erworben und eingerichtet worden war. Sie zeigte mir ihre Schützlinge und speziellen Sorgenkinder und fragte mich, ob ich mich nicht für diese Arbeit interessieren würde? Mir kam diese Frage recht überraschend. Aber Dr. Wegman war eine impulsive Persönlichkeit und handelte oft aus unmittelbaren Einfällen und Ideen.

Ich stand hier einer mir völlig neuen Welt gegenüber. Die Probleme dieser Kinder waren mir bisher nur zweimal entgegengetreten. Beide Male hatten sie mich beeindruckt, aber nicht so, dass daraus eine schicksalsbestimmende Kraft erwachsen wäre. Als Kind besuchte uns manchmal eine taubstumme Verwandte meines Vaters; ihr Gestikulieren und ihre armselige Unfähigkeit zu sprechen, habe ich mit kindlichem Schmerz wahrgenommen. Später, als Mittelschüler, musste ich einmal mit dem Sohn eines meinen Eltern befreundeten Ehepaares spazierengehen. Es war ein zurückgebliebener Junge meines Alters und eine Konversation kam nur stockend zustande. Er suchte Anschluss; mein Herz aber war verschlossen für seine Wünsche.

Hier aber, am Sonnenhof, waren nun an die dreißig große und kleine Kinder; mit riesigen oder winzigen Köpfen, mit gelähmten Gliedern, manche mit leerem Blick, andere von Anfällen geschüttelt. Alle aber waren Kinder! Sie lachten und weinten, freuten sich und litten Schmerz wie alle anderen Kinder auch. Zweierlei ergriff mich an ihnen tief und unmittelbar: Das «Menschsein» jedes einzelnen dieser seltsamen Wesen und die morphologische Fülle der Fehl- und Missbildungen, die mir entgegentrat. «Hier», so sagte ich mir, «wirst du im Abwegigen die geheimen Bildetendenzen der menschlichen Gestalt erforschen können.»

Als mir dann Dr. Wegman die Frage stellte, ob ich bereit wäre, einen Teil des Tages im Sonnenhof ärztlich tätig zu sein, sagte ich freudig zu. Ich empfand eine unmittelbare Hinneigung zu diesen Kindern und sie waren mir sofort sehr lieb. So verbrachte ich manche Stunden mit ihnen; lernte sie an- und auszuziehen, sauber zu machen, mit ihnen zu spielen, sie zu beruhigen oder anzufeuern und ihr Kamerad zu sein.

Einen anderen Teil meines Tages verbrachte ich im Laboratorium der Klinik mit nicht sehr brauchbaren Versuchen. Daneben nahm ich an Kursen der Eurythmie und Heil-Eurythmie teil und behandelte auch einzelne Patienten.

Bald kam der erste Adventsonntag heran, ein Fest, das mir im katholischen Wien fast unbekannt geblieben war. Ich hatte es vorher nie gefeiert. Am Nachmittag ging ich zum Sonnenhof, um bei den Kindern zu sein. Dort fand ich einen Kreis aus Mitarbeitern und Kindern versammelt. Sie saßen im größten Raum des Hauses den Wänden entlang. In der Mitte war ein kleiner Berg aus grünem Moos und Erde errichtet, auf dessen Spitze eine große Kerze brannte. Eine Spirale aus Moos führte am Boden zu dem kleinen Hügel hin. Jedes Kind bekam einen Apfel in die Hand, auf dem ein kleines Kerzlein angeklebt war. Advent- und Weihnachtslieder wurden gesungen und ein Kind nach dem anderen musste versuchen – allein oder geführt – entlang der Spirale aus Moos den kleinen Hügel zu erreichen, um sein kleines Kerzlein an der großen Kerze anzuzünden.

Zu sehen, wie jedes einzelne Kind sich mit Ernst und Freude bemühte, diese Aufgabe zu vollbringen, war ein mich zutiefst erschütternder Anblick. Dort stand die große Kerze! An diesem verkündenden Weihnachtslicht sollten die kleinen Kerzlein, die auf dem Sündenapfel befestigt waren, angezündet werden! Und plötzlich wusste ich: «ja, das ist meine zukünftige Aufgabe! In jedem dieser Kinder sein eigenes Geisteslicht so zu erwecken, dass es ihn zu seinem Menschsein führen wird, das ist was ich tun will!»

Ob sich mein Entschluss so bewusst an diesem Adventsonntag vollzog, kann ich nicht mehr sagen. Mein Herz aber war so erfüllt, dass die Augen mir überliefen und ich den Saal verließ. Seither sind diese Menschen zum Siegel meiner Existenz geworden.

In diesen Tagen fragte mich plötzlich Frau Dr. Wegman auch, ob ich wohl bereit wäre, einen Vortrag im Rahmen der kommenden Weihnachtstagung am Goetheanum zu halten. Ich sagte gerne zu, obwohl ich heute noch nicht weiß, woher ich den Mut dafür aufgebracht habe. Die ganze Adventzeit hindurch ging ich wie schwanger mit dem Stoff des kommenden Vortrags herum. Ich wollte über das Thema der menschlichen Embryonalhüllen sprechen und an ihrer Entstehung das Sechstagewerk der Genesis darstellen. Das mich begleitende Bild war die Sixtinische Madonna. Ich sah in ihr die künstlerische Erhöhung der menschlichen Embryonalhüllen und im Jesuskindlein, das sie in ihren Armen trägt, die Imago der sich inkarnierenden Seele, die zur Erde strebt.

Dieser Vortrag wurde ein schöner Erfolg. Ich sprach vor etwa tausend Zuhörern in der sogenannten Schreinerei, die damals noch als provisorischer Vortragsraum benutzt wurde, nachdem das erste Goetheanum in der Sylvesternacht 1922 – ein Raub der Flammen geworden war.

Im Anschluss daran bekam ich viele Einladungen zu Vorträgen in verschiedenen Städten der Schweiz und Deutschlands. Ich erinnere mich an den überfüllten Saal im Bernoullianum in Basel, an den dicht besetzten großen Zweigraum in Stuttgart und an die Vortragssäle in Jena, Leipzig und Berlin. Ganz plötzlich war ich zum Redner geworden, verstand aber nicht, wieso das gekommen war.

Die Vorträge in Jena stehen mir noch deutlich im Gedächtnis. Dort sprach ich über Haeckel und das biogenetische Grundgesetz mit großer Eindringlichkeit vor einem öffentlichen Publikum. Vor allem aber besuchte ich den Lauenstein und das inzwischen aus ihm hervorgegangene Heil- und Erziehungsinstitut Zwätzen. Eine schöne Freundschaft verband mich dort mit Franz Löffler, der einer der Initiatoren des heilpädagogischen Kurses gewesen war und dem Institutsarzt Dr. Heinrich Hardt. Franz Löffler teilte meine Hingabe an die große Individualität Ernst Haeckels. Ich begann damals etwas von den Hintergründen zu ahnen, auf die Rudolf Steiner hingewiesen hatte, als er diese Persönlichkeit im Zusammenhang mit Jena und der dort entstehenden Heilpädagogik erwähnte.

Vor Pfingsten 1928 ging ich nochmals auf eine Vortragsreise, die mich nach Breslau und Wien führte. Dazu aber muss eine Vorgeschichte erzählt werden:

Am Tag meiner Ankunft in Arlesheim, am 7. November 1927, traf auch ein anderer Mensch dort ein und ihm wurde von der Klinik im gleichen Haus, in welchem ich ein Zimmer bezog, eine Dachkammer angewiesen. Es war Fräulein Tilla Maasberg, die mit ihrer Schwester Maria zusammen im schlesischen Eulengebirge ein kleines heilpädagogisches Institut kurz zuvor begründet hatte. Ihnen hatte sich ein zweiter der Initiatoren des heilpädagogischen Kurses, Albrecht Strohschein, angeschlossen. Aus dem Lauenstein-Keim begannen die Samen in alle Richtungen hin zu wehen und neue Wurzeln zu schlagen.

Tilla Maasberg kam nach Arlesheim, um an der Klinik Ausbildungskurse in Malen, Leierspiel, Heileurythmie usw. mitzumachen. In dieser Art wollte sie sich auf ihre künftige heilpädagogische Arbeit vorbereiten. Sie war diplomierte Kinderschwester und hatte dadurch eine gründliche Vorbildung erhalten.

Mit ihr verstand ich mich gut; wir waren gleich alt und ich begegnete in ihr einem Element des Deutschtums, das mir Österreicher lange unbekannt geblieben war. Wir sprachen oft miteinander und es entwickelte sich eine schöne Freundschaft.

Leider musste sie ihre Ausbildung frühzeitig abbrechen und bald nach Weihnachten nach Schlesien zurückkehren. Die Arbeit im Heim verlangte ihre Hilfe. Sie aber hatte auch eine schwerkranke Schwester und wünschte sich sehr, dass ich sie als Arzt beraten möge. Gleichzeitig könnte ich dann auch ihr Heim sehen und die dortige Arbeit kennen lernen. Die Vorträge, zu denen ich nach Breslau eingeladen war, machten diesen Besuch möglich.

So fuhr ich einige Monate später nach Schlesien, hielt in Breslau die von mir erwarteten Vorträge und kam dann nach Gnadenfrei, um Fräulein Maasberg und ihre kranke Schwester dort zu besuchen. Nicht weit davon entfernt lag das «Waldhaus», das schon erwähnte neue Kinderheim.

In Gnadenfrei allerdings erwartete mich ein besonderes Erlebnis, das sich tief in meine Seele eingrub und schicksalsbestimmend für mich wurde. Es war ein Unbekanntes, das mich hier ergriff und Saiten zum Schwingen brachte, deren Melodien in meinem Innern bisher nicht erklungen waren.

Gnadenfrei war damals noch ein kleiner Ort; eine in sich geschlossene Insel, die dem Marktflecken Ober- und Niederpeilan bei Reichenbach angefügt war. Es zeigte noch ganz den Charakter, den es wohl seit seiner Gründung in der Mitte des 18. Jahrhunderts beibehalten hatte. Es war eine der typischen Siedlungen der Herrnhuter Brüdergemeinde, die vom Grafen Zinzendorf ins Leben gerufen wurden. Da lag der große Platz mit den beiden mächtigen Wohngebäuden – dem Brüder- und Schwesterhaus. Dort stand die Kirche; sie war innen ganz hell gehalten, vornehm und still. Ich war zutiefst bewegt von der einfach-feierlichen Atmosphäre, die in diesem Raum waltete. Der «Tisch des Herrn» stand erhöht über den Bankreihen der Gemeinde. Ringsum zog sich eine Galerie und die hohen Fenster spendeten Licht und Helle, die das Innere dieses wahren Gotteshauses durchflutete. «Wie schön», dachte ich; und eine große Freude erfüllte mich.

Hinter dem Ort lag der Gottesacker; hohe Bäume umstanden ihn. Breite Wege führten den Grabreihen entlang. jedes Grab war mit einem Stein bedeckt; keiner war größer als der andere. Im Tode sind alle gleich! Auch hier waltete Ernst und Würde, ohne Pomp und Putz. «Ja», dachte ich, «so müsste Leben und Sterben von einer Menschengemeinschaft geführt werden». Die freudige Erschütterung, einem bedeutsamen Ereignis begegnet zu sein, durchdrang mich vollends. Selten hatte mich vorher ein Ort und seine Atmosphäre so unmittelbar ergriffen.

In der Familie von Tilla Maasberg wurde ich freundlich aufgenommen. Ich sah die Schwester, sprach mit den Eltern, und dann fuhren wir hinauf zum Waldhaus, wo mich Herr Strohschein und Maria Maasberg begrüßten. Auch die Kinder sah ich und fühlte mich bei ihnen gleich ganz «zu Hause».

Am nächsten Tag war Himmelfahrt. Eine Morgenfeier mit den Kindern wurde gehalten, und dann gingen wir durch das Haus und den schönen Park. Wir sprachen viel über die heilpädagogische Arbeit und in diesem Zusammenhang wurde ich auch gefragt, ob ich bereit wäre, hier als Arzt mitzuarbeiten. Ich sagte, dass ich das schon gerne täte, aber dass ein größeres Haus gefunden werden müsste, weil ich sonst nicht eine mich genügend ausfüllende Tätigkeit hätte.

Nach dem Mittagessen traf Besuch ein. Ein Herr und Frau von Jeetze; sie besaßen ein größeres Gut (in Schlesien hieß es damals Dominium) in der Nähe des Städtchens Striegau. Sie waren gekommen, um Herrn

Strohschein zu fragen, ob er wohl bereit wäre, das Schloss und den Park von Pilgramshain als Kinderheim zu übernehmen, denn sie könnten den großen Besitz aus finanziellen Gründen nicht mehr halten. Sie würden ihn gerne der heilpädagogischen Arbeit zur Verfügung stellen.

Hier kam die unmittelbare Antwort auf meine vorher gestellte Bedingung. Das Schicksal hatte rasch und entscheidend gesprochen. Das Erlebnis der Brüdergemeinde in meinem Herzen tragend, machte mich offen genug, diesem Wink menschlicher Bestimmung zu folgen. Ich sagte «ja», und die Mitarbeiter beschlossen, schon im Sommer des gleichen Jahres «Schloss Pilgramshain» zu übernehmen. Ich versprach, Anfang September zu kommen und mit meiner Mitarbeit zu beginnen.

Über Prag und Wien fuhr ich zurück nach Arlesheim. Am Pfingstmontag durfte ich wieder einen Vortrag in der Schreinerei halten. Er traf aber auf den starken Widerstand einer Gruppe von Menschen, die dem jungen Eindringling das Leben innerhalb der anthroposophischen Gesellschaft schwer machen wollten. Das ist jedoch ein anderes, langes Kapitel, das mit der Entstehung von Camphill nur indirekt zu tun hat und deshalb hier nur erwähnt werden soll.

Im Sommer besuchte ich – zusammen mit Dr. Wegman und einer größeren Zahl von Freunden – Holland und England. In Haag wurde die erste größere anthroposophische Klinik eröffnet, die von Dr. Zeylmans van Emmichoven gegründet worden war. Ich durfte – neben anderen Ärzten – ein Referat dabei halten. In London war durch Frau Dr. Wegman eine «Weltkonferenz» für Anthroposophie einberufen worden. Es kam eine große Reihe führender Anthroposophen zu diesem Ereignis zusammen. Die Tagung wurde im «Friends-House», dem großen Zentrum der Quäker abgehalten. Dort konnte ich vielen bedeutenden Persönlichkeiten begegnen. Unter anderen dem Gründer der Christengemeinschaft, Friedrich Rittelmeyer; dann dem Jugendfreund Rudolf Steiners, dem Dichter Fritz Lemmermeyer; dem Vorsitzenden der englischen anthroposophischen Gemeinschaft, der auch der Chairman der bedeutenden «World Power Conference» war, George N. Dunlop. Den

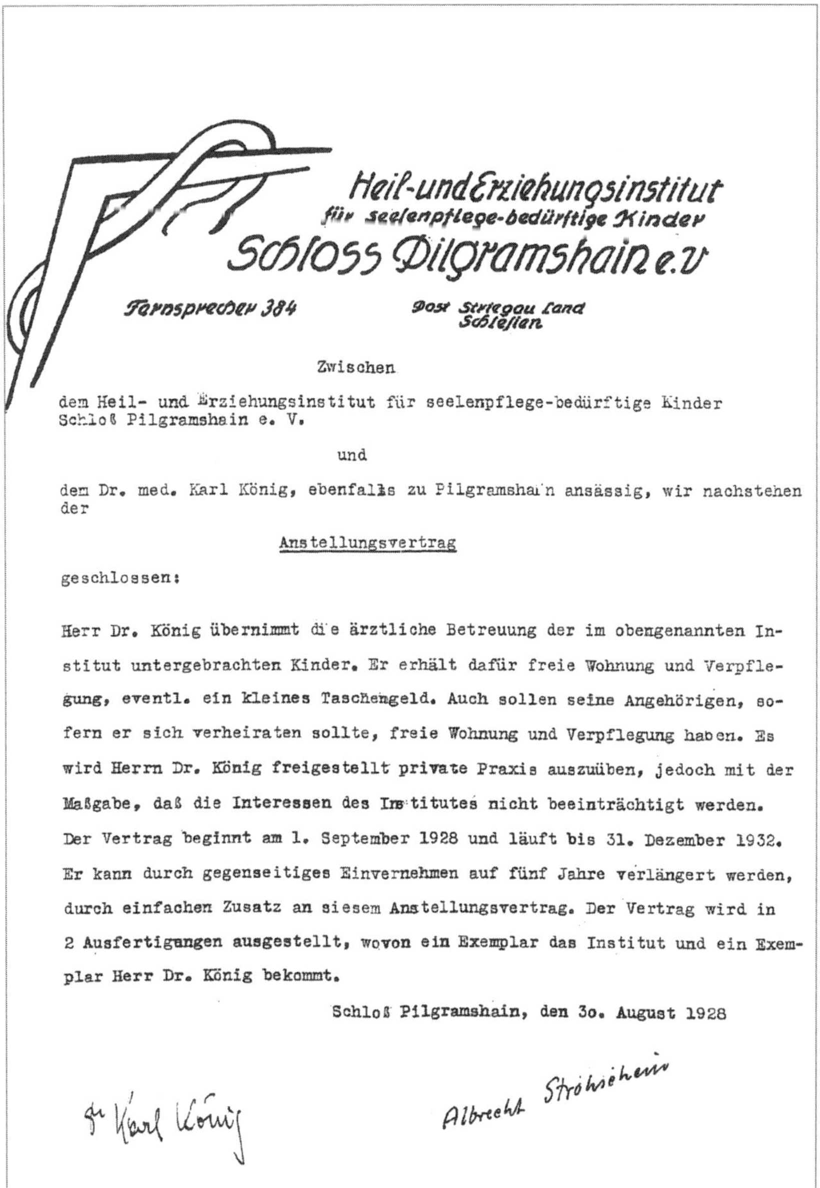

Heil- und Erziehungsinstitut
für seelenpflege-bedürftige Kinder
Schloss Pilgramshain e.V

Fernsprecher 384

Post Striegau Land
Schlesien

Zwischen

dem Heil- und Erziehungsinstitut für seelenpflege-bedürftige Kinder Schloß Pilgramshain e. V.

und

dem Dr. med. Karl König, ebenfalls zu Pilgramshain ansässig, wir nachstehender

Anstellungsvertrag

geschlossen:

Herr Dr. König übernimmt die ärztliche Betreuung der im obengenannten Institut untergebrachten Kinder. Er erhält dafür freie Wohnung und Verpflegung, eventl. ein kleines Taschengeld. Auch sollen seine Angehörigen, sofern er sich verheiraten sollte, freie Wohnung und Verpflegung haben. Es wird Herrn Dr. König freigestellt private Praxis auszuüben, jedoch mit der Maßgabe, daß die Interessen des Institutes nicht beeinträchtigt werden. Der Vertrag beginnt am 1. September 1928 und läuft bis 31. Dezember 1932. Er kann durch gegenseitiges Einvernehmen auf fünf Jahre verlängert werden, durch einfachen Zusatz an siesem Anstellungsvertrag. Der Vertrag wird in 2 Ausfertigungen ausgestellt, wovon ein Exemplar das Institut und ein Exemplar Herr Dr. König bekommt.

Schloß Pilgramshain, den 3o. August 1928

Dr Karl König

Albrecht Strohschein

Anstellungsvertrag

Waldorflehrern Dr. Walter Johannes Stein, Dr. Eugen Kolisko, Dr. Karl Schubert und Caroline von Heydebrandt. Dem Stuttgarter Arzt Dr. Eberhard Schickler und manchen anderen. Mit einigen von ihnen verband mich später eine innige Lebensfreundschaft.

Diese Londoner Tage wurden zu einem großen Fest mitteleuropäischen Geisteslebens. Eine Auslese von Menschen, die nach dem Geist des Jahrhunderts strebten, bekannte sich in der englischen Öffentlichkeit – im Zentrum von London – zu der Geistessaat Rudolf Steiners. Es war eines der letzten großen Ereignisse, ehe – 1933 – die Barbarei und die Geistesnacht über Mitteleuropa hereinbrachen.

Damals bekam ich auch den ersten Einblick in das Leben des britischen Weltreiches. Ich wusste nicht, dass ich in wenigen Jahren hier eine neue Heimat finden sollte. In der Rückschau aber erscheint mir diese Weltkonferenz wie ein Motiv, das erst leise aufklang und das ich zehn Jahre später aufgreifen sollte, um mit ihm die Camphill-Bewegung ins Leben zu rufen.

Von London fuhr ich nach Arlesheim zurück; dort nahm ich Abschied von Dr. Wegman und der Klinik, reiste nach Wien, um meine Eltern zu sehen, und kam Anfang September in Pilgramshain an. Tilla Maasberg erwartete mich am Bahnhof in Striegau.

Nun begann eine Zeit intensivster Arbeit und Aufbautätigkeit. Pilgramshain entwickelte sich sprunghaft zu einem größeren heilpädagogischen Institut. In weniger als zwei Jahren sorgten wir für über 100 Kinder und Jugendliche. Vor allem kamen milieugeschädigte und schwer erziehbare Zöglinge durch die Berliner Jugendämter zu uns. Wir hatten aber auch eine ansehnliche Gruppe von Schwachsinnigen und Zurückgebliebenen. So war es eine sehr gemischte Aufgabe, die uns dort gestellt wurde.

Wir versuchten, das alte und für andere Zwecke erbaute Haus den neuen Notwendigkeiten schrittweise anzugleichen. Wir waren aber – trotz des besten Wollens – doch erst Anfänger in dieser Arbeit. So gelang nur Manches von dem, was wir zu tun uns vorgenommen hatten.

Eine heilpädagogische Provinz.
Die pädagogische Provinz.
~~Die pädagogische Provinz .~~
(Erster Entwurf.)

Dr.K.König u. Albrecht Strohschein

Als vor mehr als hundert Jahren Johann Gottlieb Fichte seine Reden an die deutsche Nation hielt, schloss er die letzte dieser Reden mit einer gewaltigen Mahnung. Er sprach:" Die alte Welt mit ihrer Herrlichkeit und Grösse, sowie mit ihren Mängeln ist versunken durch die eigne Unwürde und durch die Gewalt eurer Väter. Jst in dem, was in diesen Reden dargelegt worden, Wahrheit, so seid unter allen neueren Völkern ihr es, in dem der Keim der menschlichen Vervollkommnung am Entschiedensten liegt und denen Vorschritt in der Entwickelung derselben aufgetragen ist. Gehet ihr in dieser eurer Wesenheit zugrunde, so geht mit Euch zugleich alle Hoffnung des gesamten Menschengeschlechtes auf Rettung aus der Tiefe seiner Uebel zugrunde."

Mit diesen Worten schloss Fichte seinen gewaltigen Aufruf an die Deutschen. Er wollte damit erreichen, dass das deutsche Volk seine Aufgabe, die es als geistige Nation in dem darauf folgenden Jahrhundert hätte erfüllen müssen, klar erkenne. Er wollte, dass das deutsche Volk eine geistige Nation werde, nicht eine physische Nationalität, eine geistige Nation, aus welcher die Kraft erwachsen sollte, den Völkern der Erde in den kommenden Jahren der Versuchungen, Verführungen und Enttäuschungen, den richtigen Weg zu wahren. Heute wissen wir alle, dass der Mahnruf umsonst war.

Auch als Goethe, etwa um die gleiche Zeit versuchte, das Willensfeuer Fichtes, das die Herzen der deutschen Nation hätte entzünden sollen, in klare Jdeen einzuspannen und als die Jdee des kommenden Deutschlands die pädagogische Provinz darstellte, wurde er nicht verstanden; über Goethe und Fichte schwang die Historie die Fahne. Beide Männer wurden zerpflückt und zerschlagen durch die intellektuellen Aus-

Karl König/Albrecht Schrohschein: Manuskript zur Heilpädagogik, S. 1

Ich selbst wurde bald durch viele andere Aufgaben und Verpflichtungen von der eigentlichen heilpädagogischen Arbeit wieder abgezogen. Eine sehr intensive Vortragstätigkeit in Niederschlesien, Böhmen und Berlin nahm mir viel Zeit. Vor allem aber suchte mich eine immer steigende Zahl von Patienten auf und wollte meinen Rat und Hilfe. Von überall her kamen die Menschen; mit Bahn und Auto, mit Bus und Wagen rollten sie an. Adelige und Arbeiter, Bauern und Bürger saßen einträchtig im großen Wartezimmer zusammen. Als ich im Jahre 1936 – unter dem Druck der politischen Verhältnisse – Pilgramshain verließ, sah ich an meiner Patientenkartei, dass ich an 40.000 Kranke in diesen sieben Jahren behandelt hatte.

Die Heilpädagogik war daher zunächst nur der Rahmen für diese vielfältige andere Tätigkeit gewesen. Allerdings lernte ich die verschiedensten Formen kindlicher Abwegigkeiten und Fehlentwicklungen kennen. Zu einer Vertiefung und gründlichen Verarbeitung der einzelnen Zustandsbilder fehlte mir aber die Zeit, Ruhe und Intensität. Auch nahm die Zahl der Patienten so zu, dass ich – bedrängt vom Ansturm der Arbeit – an eine Änderung meiner Verhältnisse denken musste.

Gleichzeitig verschlechterten sich die Lebensbedingungen für die Juden in Deutschland immer mehr. Ich hatte nun drei kleine Kinder – Tilla Maasberg war am 5. Mai 1929 meine Frau geworden – und musste an deren Zukunft denken. So entschied ich mich, Ende 1935, nach Wien zurückzukehren. Anfang März 1936 ging ich mit meiner Familie zunächst zu Freunden nach Prag und Böhmen und am 1. Mai zogen wir in ein gemietetes Haus in einer Wiener Vorstadt ein.

Im Rückblick auf die Zeit meiner schlesischen Arbeit empfinde ich sie als das Ende meiner heilpädagogischen Anfänge. Diese Aufgabe hatte ich dort noch nicht voll ergriffen. Statt dessen aber wurde ich ein Arzt, der sich ein gewisses Verständnis für die individuelle Natur des einzelnen Patienten erworben hatte. Mein Heilerwille war erstarkt und der Enthusiasmus erreichte Vieles, wenn auch das Wissen und Können noch lange nicht ausreichten. Ich war mir aber bewusst geworden, dass

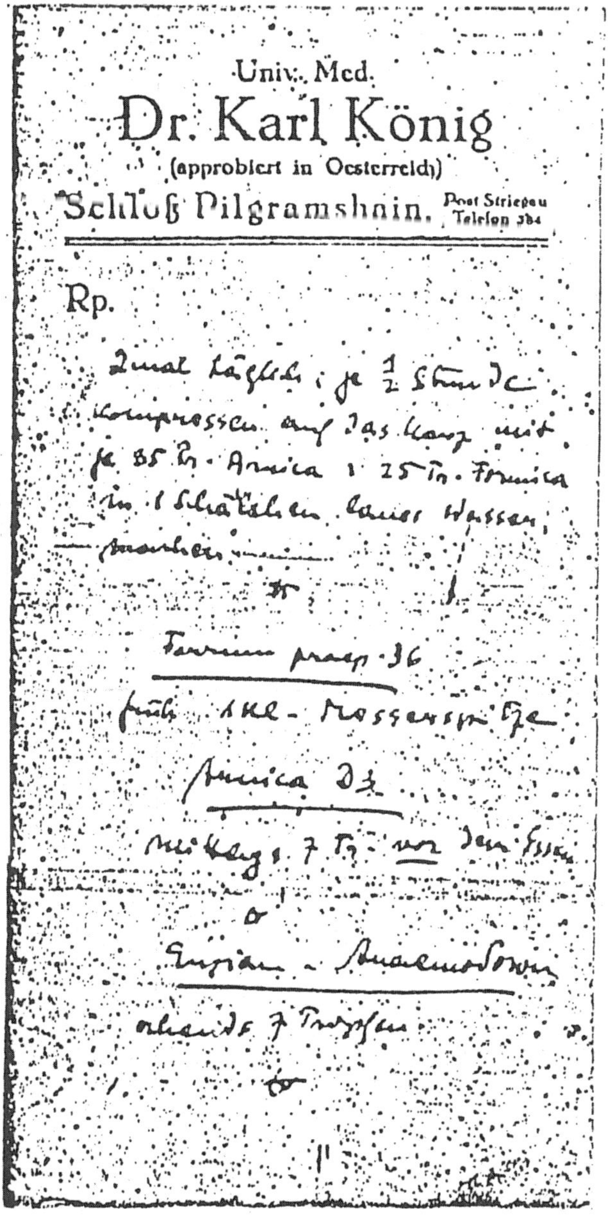

Univ. Med.

Dr. Karl König

(approbiert in Oesterreich)

Schloß Pilgramshain, Post Striegau Telefon 384

Rp.

2mal täglich je 1/2 Stunde Kompressen auf das Herz mit je 85 Tr. Arnica + 25 Tr. Formica in 1 Schälchen lauer Wasser machen.

Ferrum praep. D6

früh 1 Kl.-Messerspitze

Arnica D3

mittags 7 Tr. vor dem Essen

Enzian – Anemonotoxin

abends 7 Tropfen

Rezept Karl Königs

diese Haltung von grundlegender Wichtigkeit im Zusammenwirken von Arzt und Patient ist.

Eine wachsende Einsicht in das Wesen der Krankheit – geführt von Rudolf Steiners Hinweisen und genialen Konzeptionen – war mir zuteil geworden. Auch war es mir bis zu einem gewissen Maß gelungen, als Arzt «durch der Natur Examen zu gehen». Kraut und Stein, Metall und tierische Substanz wurden mir als Medikament vertraut; ich lernte sie – an Hand der individuellen Krankheit – anzuwenden.

Liegengeblieben aber war der richtige und volle Einsatz für die Heilpädagogik. Auch ein starker sozialer Impuls, der von Jugend an in mir lebte, war nicht zur Entfaltung gebracht worden. Und das Erlebnis einer glaubensgetragenen Bruderschaft, wie sie mir in Gnadenfrei zum ersten Mal und dann immer öfter entgegengetreten war, konnte – in verwandelter Form – auch noch nicht zur Verwirklichung kommen. Nicht, dass mir diese Einsicht damals schon zugänglich war; erst der Lebensrückblick erschloss mir dieses Wissen. Ich ging nach Wien, um dem politischen Notstand, der in Deutschland entstanden war, zu entkommen. Das war der zunächst einfachste Weg, der mir im damaligen Augenblick für meine Familie und mich als gangbar erschien.

Was ich in Wien zunächst versuchte war nichts als der Aufbau einer ärztlichen Arbeit. Weiter konnte ich in diesem Augenblick gar nicht blicken. Aber die alten und neuen Ideale lebten in meiner Seele und selten gab ich die Hoffnung auf, eine heilpädagogische Arbeitsgemeinschaft in der Zukunft zu verwirklichen. Die kurze Spanne Zeit, die mir in Wien gegeben war, wurde vom Schicksal als Vorbereitungsphase dafür ausersehen. In etwas weniger als 28 Monaten musste das Notwendige getan werden. Denn schon im August 1938 war ich gezwungen, die Heimat fluchtartig zu verlassen. Von dort ging der Weg direkt nach Schottland.

Als ich mit meiner Familie in das Wiener Haus einzog, war ich 34 Jahre alt. So kam es, dass ich die Mitte des Lebens, das 35. Jahr, wieder in meiner Geburtsstadt verbrachte. Diese Zeit wurde eine der intensivsten

Arbeitsepochen, die ich jemals gehabt hatte. Aber mein eigentliches Dasein war – trotz Frau und Kinder – fast auf einen Nullpunkt reduziert. Alles schien wie in einem Knoten zusammengezogen zu sein. Das bisher Erreichte war äußerlich zunichte gemacht; Pilgramshain, der große und treue Patienten kreis, die Vortragstätigkeit- sie waren zu einem Ende gekommen. Ich war allein und ganz auf mich selbst gestellt.

Ich war gezwungen, völlig neu zu beginnen und meiner Existenz frische Grundlagen zu zimmern. Das war eine gute Einübung in Lebenspraxis und Geistvertrauen. Anfänglich allerdings war es schwer. Es dauerte einige Zeit, ehe die ersten Patienten sich einfanden und manchmal wusste ich nicht, wo das Geld für die täglichen Bedürfnisse herkommen sollte; wir mussten aber nur selten hungern. Monatelang war allerdings nur das zum Leben Notwendigste vorhanden.

Im Herbst 1936 jedoch begann ein größerer Zustrom von Patienten und schon um Weihnachten war es notwendig, einen zweiten Arzt als Hilfe in die Sprechstunde einzustellen.

Um diese Zeit begann ich auch für meine Patienten Vorträge zu halten, weil ich wusste, dass medikamentöse Hilfe allein nicht ausreichend war. Diese wöchentlichen Abende wurden von einer steigenden Zahl von Menschen besucht. Auch manche jungen Leute kamen, und kamen regelmäßig wieder.

Außerdem gab es noch einen kleinen, aber besonderen Kreis von Jugend – Studierende und andere – die das Bedürfnis hatten, tiefer in das Gebiet der Geisteswissenschaft einzudringen. Ich kannte diese Gruppe schon von früheren Besuchen in Wien. In ihr lebte eine seltsame Mischung von Melancholie und wahrem Geistesstreben, das die Seelen dieser jungen Menschen durchzog. Ich musste viel Nachsicht üben und menschlichen Takt lernen, um ihnen gerecht zu werden.

Aus den wöchentlichen Vorträgen gliederte sich bald eine zweite Gruppe heraus, die ebenfalls mehr als eine generelle Einführung in die Anthroposophie verlangte. Das waren junge Leute, die eine fundierte Bildung hatten, die auch materiell gut gestellt waren und in der von mir vertretenen Geisteswissenschaft etwas fanden, das sie zutiefst interessierte und ansprach.

Ich versuchte, diese beiden Schicksalsgruppen zusammenzuführen: die mehr kleinbürgerliche, melancholisch tangierte, wie «alt» wirkende Jugend und die neu Herangekommenen, die noch ein gutes Maß an Lebensfreude und «savoir vivre» besaßen. Es war nicht leicht, eine gemeinsame Grundlage für beide zu finden. Erst als wir während der Adventszeit das Oberuferer Christgeburt- und Weihnachtsspiel einstudierten, wirkte die einfache Gläubigkeit der Bilder und Worte seelenverbindend. Von da an war ein gewisses Maß sozialer Einheit hergestellt. Nun konnte auch eine gemeinsame Arbeit beginnen. Damals wusste ich noch nicht, dass aus dieser werdenden Gruppe der Kern von Camphill sich bilden sollte. So bereitete sich aber – wenige Monate schon nachdem ich in Wien wieder angefangen hatte – die Zukunft keimhaft vor.

Wir wählten als unser erstes Thema das Studium der Werke und Lebensläufe der im Weltkrieg Frühgefallenen: Bernhard von der Marwitz, Otto Braun, Franz Marc, August Macke und manche andere. Wir glaubten zu empfinden, dass diese Jugend etwas vorzubereiten versuchte, das von uns fortgesetzt werden sollte. So fanden wir uns hinein in den Strom historischen Werdens. Wir wollten ja nicht abseits stehen, sondern eine mitteleuropäische Aufgabe zu verwirklichen helfen.

Diese Gespräche und Studien gaben Anlass, verschiedene Gebiete der Geisteswissenschaft heranzuziehen. Die Fragen von Reinkarnation und Karma, die Tatsache des Lebens zwischen dem Tode und einer neuen Geburt konnten berührt werden. So drangen wir an Hand menschlicher Einzelphänomene in die allgemeine und grundlegende Thematik der Anthroposophie vor. Es war mir eine tiefe Befriedigung, erleben zu dürfen, wie aktiv das geistige Streben dieser jungen Menschen wurde. Von Mal zu Mal vertiefte und intensivierte sich ihr Verständnis für das Dasein einer geistigen Welt und die Wirksamkeit geistiger Wesenheiten.

Das gab nun auch die Möglichkeit, uns dem Studium einer Reihe von Vorträgen zuzuwenden, die Rudolf Steiner fünfzehn Jahre vorher –

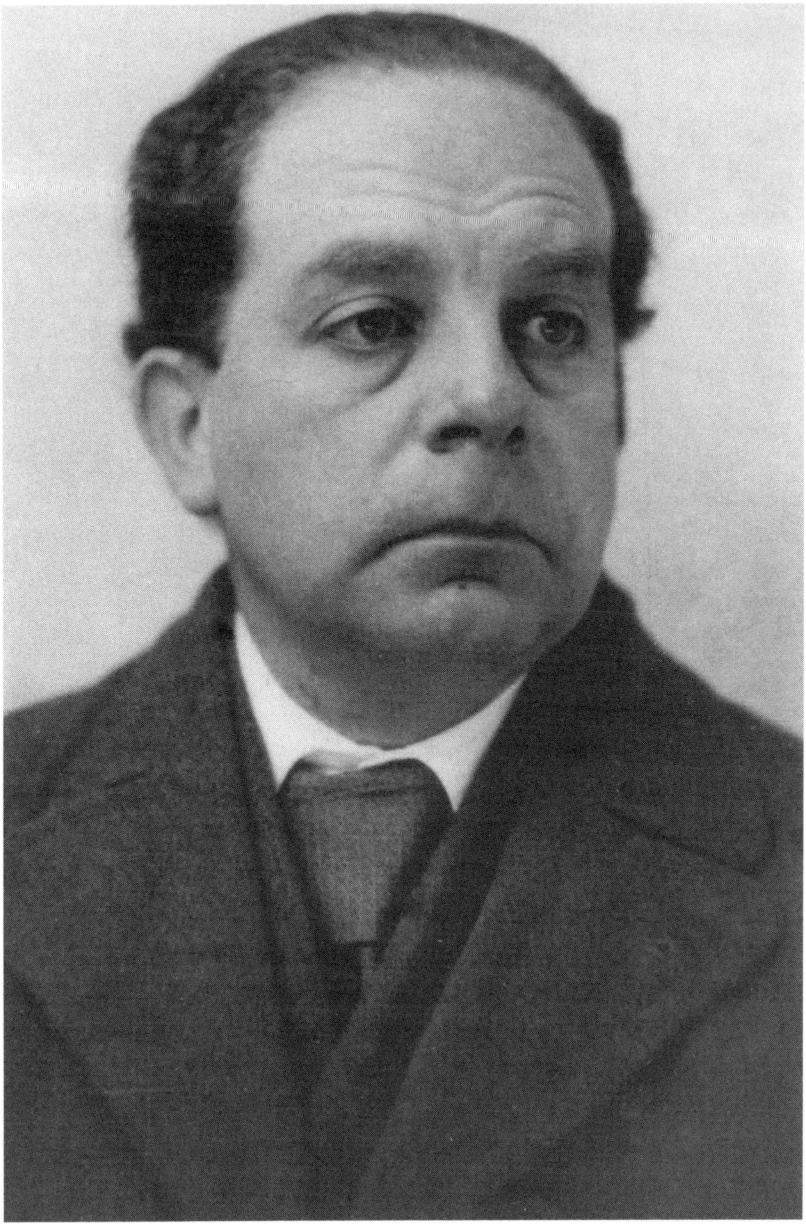

Pilgramshain 1932

1922 – vor einer größeren Gruppe junger Menschen gehalten hatte. Dieser *Pädagogische Jugendkurs* enthielt manche Hinweise für unser Streben. Denn es erwachte in unserem Kreis das Bewusstsein, dass wir uns nicht nur anthroposophisches Wissen aneignen wollten, sondern dass es uns vor allem darum ging, der verfallenden Zivilisation einen Keim der Erneuerung – und wäre er noch so unscheinbar – einzupflanzen. Das aber konnte nicht durch Wissen allein geschehen; was not tat, war ein tätiges, geistgetragenes Wirken. Ein Tun, das aus dem ganzen Menschen erfloss und nicht nur «Beruf» war. Aber auch etwas, das nicht von einem allein, sondern in Gemeinschaft mit einer Gruppe getan wird. Das waren damals noch Empfindungen, die sich zunächst nicht allzu klar formulieren ließen. Wir drückten es untereinander etwa so aus, dass wir sagten: Wir wollen Anthroposophie nicht nur studieren; wir wollen aus ihr heraus leben und arbeiten. Manches Wort Rudolf Steiners wurde uns dabei von großer Hilfe, weil er immer wieder auf dieses «Tätigsein aus der Anthroposophie heraus» hingewiesen hat.

So vergingen die ersten Monate des Jahres 1937. Der Kreis der Patienten wuchs zusehends. Bald wurde das Wartezimmer so voll, dass ich oft nicht alle Kranken mehr vornehmen konnte. Es entstand auch eine sogenannte «Praxis aurea» mit Hilfesuchenden aus den Kreisen des Adels, der Industrie und der Politik, deren oft wesentliche Vertreter mich als Arzt konsultierten. Auch Schauspieler, Schriftsteller und Künstler frugen nach meinem ärztlichen Rat. Diese Tätigkeit nahm mich so sehr in Anspruch, dass ich kaum mehr Zeit für private Studien hatte. Ich kam aber dadurch mit einer großen Vielfalt und Vielzahl von Menschen zusammen und war gezwungen mit Verwirrung und Staunen festzustellen, wie blind auch die Bestinformiertesten für das, was sich in Mitteleuropa damals zutrug, waren. Sie alle hofften, dass es «schon nicht so schlimm sein wird». Und ich musste täglich an das griechische Wort denken, dass «die Götter den mit Blindheit schlagen, den sie vernichten wollen».

Im Sommer gingen die meisten von uns auf Ferien. Ich verbrachte zehn Tage als Gast des damaligen Abtes, der mein Patient war, im Kloster

Hohenfurth bei Krumau in Südböhmen. Ich erwähne das deshalb, weil mir dadurch zum letzten Mal die Möglichkeit gegeben war, das Heimatland Adalbert Stifters tief in mich aufzunehmen. Ich besuchte Oberplan und Rosenberg und las wieder mit Hingabe manche der Studien und den Roman *Nachsommer*. Damit kräftigte sich in mir ein Impuls, der bei der Gründung und Ausgestaltung Camphills einen wesentlichen Anteil hatte. Die Ehrfurcht vor dem Menschen, vor den wirkenden Gesetzen in der Natur und die Andacht zum Kleinen: das wurden später Grundregeln unserer Existenz.

Als im Frühherbst alle wieder zusammen kamen, begann eine neue und vielseitige Arbeit. Die jungen Freunde waren weit herum gewesen; einige bei der Weltausstellung in Paris, andere in Italien. Die Jugendgruppe war wieder größer geworden und auch die wöchentlichen Vorträge mussten in einen größeren Saal in der Mitte der Stadt verlegt werden. Eine eigene Ärztegruppe hatte sich noch gebildet und der schon zu große Kreis der Patienten wuchs trotzdem täglich weiter. So entstand um mich herum eine Fülle von Leben, Schicksal und vielfältigster Arbeit.

Völlig verändert aber hatte sich die allgemeine Stimmung. Die Menschen waren jetzt von einer tiefsitzenden Resignation erfüllt. Untergangsahnung umwitterte die einen; die anderen aber erhofften sich das Heil aus dem Norden. Ich behandelte damals eine ganze Reihe «stiller» Parteigenossen aus der Polizei und höheren Beamtenschaft und erfuhr viel mehr, als ich eigentlich wissen sollte. Ich zog daraus keine Konsequenzen, weil ich mich dem kommenden Schicksal, das unaufhaltsam auf uns zuschritt, nicht entziehen wollte.

Zur Weihnachtszeit führten wir wieder das Oberuferer Christgeburt- und Hirtenspiel und auch das Spiel von der Erschaffung Adams und seiner Vertreibung aus dem Paradies auf. Viele hunderte Menschen nahmen an diesen Veranstaltungen teil. Die nachfolgende Zeit der Heiligen Nächte war still und gnadenvoll. Dann aber schlug das Schicksal plötzlich und unerbittlich zu!

Am 25. Januar 1938 erschien das gewaltige Nordlicht, das für einige

Stunden den ganzen Nachthimmel, weit über Europa hin, in flammendes Rot verwandelte. Es wirkte wie ein Menetekel, das die Menschen zur Besinnung rufen wollte. Aber nur wenige hörten diese Stimme, die gleich der des Täufers rief: «Ändert euren Sinn!»

Einige Tage später wurde der österreichische Bundeskanzler nach Berchtesgaden befohlen und von Hitler in rüdester Art erniedrigt und beleidigt. Wir alle empfanden, dass nun das Ende nah herangekommen war. Das Raubtier hielt sein Opfer schon im Maul und spielte nur noch mit seinem Leben, ehe er es verschlang.

Meine Vorträge setzte ich trotzdem fort und auch die Jugendgruppe traf sich in unverminderter Kraft weiter. Wir warteten ab, was kommen würde. Jeden Tag konnte es losbrechen und die Empfindungen schwankten dauernd zwischen Hoffnung und Resignation. Das Herz aber schlug stetig fort und gab Mut und Vertrauen. Was konnte uns auch geschehen? Wir waren zusammen!

Am 11. März 1938 zerbrach dann Österreich; es fiel unter den Hieben des Ansturms der von draußen kommenden Propaganda und dem von innen her wirkenden Verrat unserer sogenannten Landsleute. Die deutschen Truppen überschritten die Grenzen; die Regierung musste abdanken. Es war ein klägliches und unrühmliches Ende. Österreich, von innerer Verleumdung und Lüge zerfressen, konnte widerstandslos verschlungen werden.

Am Abend dieses Tages saßen wir in der Jugendgruppe zusammen. Wir lasen den letzten Vortrag des *Pädagogischen Jugendkurses*; darin spricht Rudolf Steiner von der Wirksamkeit des Erzengels Michael in unserer Zeit und ruft die Jugend dazu auf, es Michael zu ermöglichen, in die ersterbende und zerfallende Zivilisation von heute eingreifen zu können. «Es muss das Zeitalter des Michael beginnen, der den Drachen besiegt. Denn des Drachen Macht ist groß geworden! Das ist es aber, was wir zuwege bringen müssen, wenn wir richtige Führer der Jugend werden wollen. Denn Michael braucht, gewissermaßen, einen Wagen, durch den er in unsere Zivilisation hereinkommt. Und dieser Wagen ist dasjenige, was sich dem wirklichen Erzieher enthüllt, wenn es aus dem jugendlichen, werdenden Menschen hervortritt, ja schon aus dem Kinde. Da arbeitet noch das, was Kraft ist des vorirdischen Lebens. Da ist es real vorhanden, Was, wenn wir es pflegen, für Michael zum Wagen wird, mit dem er in unsere Zivilisation hineinfahren kann. Erziehen wir in der richtigen Weise, so bereiten wir Michael das Fahrzeug, damit er hereinkommen kann in unsere Zivilisation».

Ja, hier wurde ausgesprochen, was als Sehnsucht in unseren Herzen lebte. Das war es, worum es uns ging und was wir zu erreichen strebten. Um uns herum war Chaos, Irrsinn und Untergang. In uns aber hatte ein Licht zu leuchten begonnen, dem wir mit Mut und gutem Gewissen folgen konnten. Und die Schlussworte des Vortrages gaben uns die weisende Kraft: «Die vorhergehenden Betrachtungen waren so gemeint, dass Sie nicht dasjenige, was ich hier gesprochen habe, in Ihren Köpfen davontragen und darüber nachdenken, sondern was ich wünsche ist, dass Sie etwas im Herzen haben und dass Sie das, was Sie im Herzen haben, in Wirksamkeit umsetzen. Was der Mensch im Kopfe trägt, verliert er unterwegs. Aber was er in das Herz aufnimmt, das bewahrt das Herz in alle Wirkungskreise hinein, in die der Mensch versetzt werden wird.»

Das waren Worte, die wir an diesem Abend brauchten. Sie gaben uns Ziel, Kraft und Richtung für das, was unsere Zukunft werden sollte. Wir – die Anwesenden versprachen uns, an unserem einmal gefassten Beschluss festzuhalten und, wo immer es sein möge, eine gemeinsame Arbeit im Sinne Michaels aufzubauen. Wir wollen versuchen, ihm den Wagen zu bauen, auf dem er in unsere Zivilisation Einzug halten kann. Mit diesem Versprechen schieden wir voneinander. Wir wussten ja nicht, ob wir unbehelligt bleiben würden und wann wir uns wieder zusammenfinden könnten.

Denn draußen tobte die Stadt; die weißbestrumpften Buben, die braun uniformierten Männer, die kreischenden Frauen vollführten den Tanz um den Drachen.

Inmitten dieser Turbulenz des Wahnsinns aber war ein Feuer entzündet worden. Es sollte ein Schwert des Friedens schmieden, das – vielleicht – als kleines Licht künftigen Wirkens leuchten wird.

Hinter diesem Geschehen aber loderte verborgen das Feuer jenes Scheiterhaufens, auf dem Jakob von Molay vor 624 Jahren verbrannt worden war. Diese Flammen und die der anderen Feuer, welche die Leiber der Templer verzehrten, waren es, die den Nachthimmel des 25. Januar erleuchteten. Denn diese Ordensgemeinschaft war ein Diener Michaels gewesen.

In den nächsten Tagen war Wien und seine Menschen wie trunken. Und wie das im Rausch immer ist: die Hälfte lachte übermäßig, die andere Hälfte aber wurde vom heulenden Elend ergriffen. Es war seltsam und grausam, in diesem Verhängnis, das die Menschen befallen hatte, leben zu müssen. Als Arzt wurde ich in diesen Tagen vorwiegend von den Selbstmorden, die sich unter meinen Patienten zutrugen, im Bann gehalten. Sie drehten den Gashahn auf; stürzten sich vom obersten Stockwerk ihres Hauses auf die Straße; nahmen Morphium oder erschossen sich und ihre Familie. Ein Verzweiflungsakt folgte dem andern und die «Sieger» taten alles, um diese Epidemie der Angst und Verzweiflung zu steigern. Sie enteigneten Häuser und Wohnungen, erniedrigten Menschen auf offener Straße, indem sie sie zum Gespött der anderen machten. Die Furcht der Opfer war so unmittelbar, dass sie sprachlos gehorchten. Und die Brutalität war so vordergründig, dass man daran das andere Gesicht des Österreichers deutlich zu sehen bekam.

Auch ich wurde an einem dieser Tage von jener epidemischen Panik ergriffen. Ich sah das bisher Erreichte vor mir zusammenfallen und übersah den werdenden Keim im Untergang ringsum. Meine tapfere Frau stand mir treu zur Seite und in wenigen Stunden war der Anfall überwunden.

Keinem meiner Freunde geschah irgendein Leid oder eine Freiheitsberaubung. Auch meine Familie und ich konnten – ohne zu große Diffamierungen – zunächst weiterleben. Auch meine Praxis blieb unbehelligt. Jeder von uns aber wusste:

Wollen wir unserem Versprechen treu bleiben, dann müssen wir unsere Auswanderung so schnell als möglich betreiben. Aber wohin? Nicht nur waren viele europäische Länder für deutsche und österreichische Flüchtlinge schon verriegelt, sondern auch sie waren in Gefahr, die nächsten Opfer des wütenden Drachens zu werden.

Wir aber wollten nicht in den kommenden Krieg mit hineingezogen werden. Deshalb suchten wir nach einem Ort, an welchem wir unsere Aufbauarbeit – trotz der sich anzeigenden Katastrophe – beginnen könnten. Wir wollten aber auch nicht aus Europa fort, weil wir zur Flucht nicht bereit waren. So fiel unsere Wahl zunächst auf Eire, die irische Republik. Eine andere Möglichkeit war Cypern, das damals noch bereit war, Flüchtlinge aufzunehmen.

Wir dachten, dass die betreffende Regierung von unseren Absichten genau informiert sein müsse und deshalb verfasste ich – nach vielen gemeinsamen Gesprächen und Diskussionen mit den Freunden der Jugendgruppe – einen «Plan zur Errichtung eines heilpädagogischen Institutes». In diesem Dokument werden schon die Grundlinien dargelegt, die später, wenigstens teilweise, zur Realisierung kamen. Es wurde aus der damaligen Situation heraus geschrieben und im Hinblick auf die in Eire gegebenen Bedingungen formuliert.

Wer sich die europäische Lage im Frühjahr 1938 zu vergegenwärtigen versucht, wird das von uns vertretene Projekt als bare Illusion ansehen müssen. Denn damals sperrten sich alle europäischen Länder gegen jede Art von Einwanderungen. Und nun wollte gar eine ganze Gruppe von Menschen – die meisten davon jung und ohne wirklichen Beruf oder praktische Ausbildung – mit einem doch sehr ungewöhnlichen Projekt irgendwo neu beginnen. «Das kann sich jetzt nicht verwirklichen lassen» war das alltägliche Urteil; «es ist ein unmögliches Unterfangen!»

Die irische Regierung verweigerte auch bald unsere Einwanderung; und Cypern antwortete überhaupt nicht. Was war nun zu tun? Wir waren, erstaunlicherweise, nicht einmal deprimiert. Wir glaubten fest an unsere

Anhang I. ~~Dr. Karl König~~

Genauer Plan zur Errichtung eines heilpädagogischen Institutes in Südirland.

Seit in der menschlichen Kultur-Entwicklung, Siedlungs-Gemeinschaften zu entstehen begonnen haben, wurden in diesen ~~Siedlungen~~ Niederlassungen immer wieder Menschen geboren, die durch bestimmte Abnormitäten, (die nicht in das eigentliche Gebiet des Krankseins gehören, da die Krankheit ein vorübergehendes Ereignis darstellt) auffielen. Abnormitäten, die sich vor allem darin kundtun, dass diese Menschen nicht fähig waren, einer normalen ~~Societät~~ Dorf-Gemeinschaft eingegliedert zu werden. Und es war immer Brauch, dass die (betreffende) menschliche Siedlungs~~-Gemeinschaft~~ für diese abnormen Menschen gemeinschaftlich sorgte.

So lange der Mensch ein Jäger war, solange also die Siedlungs-Gemeinschaften noch keinen festen Wohnsitz hatten, wurden diese abnormen Menschen vernichtet. Als aber der Ackersmann & Bauer ~~wurde~~ (aus dem Jäger sich herausbildete) also eine fest-sitzende, Boden-gebundene Gemeinschaft entstand, wurden ~~von ihr~~ die abnormen Menschen betreut. Auch heute sorgt noch das Dorf ~~Gemeinschaft~~ für ihren Epileptiker oder Debilen; weist ihm die ihm gemäße Arbeit zu & versorgt & nährt ihn.

Mit der Entstehung der grossen Städte, vermehrte sich ~~nun~~ auch das Maß der abnormen Menschen, so dass immer größer die Zahl derer wurde, die nicht mehr der menschlichen Stadt- & Großstadtgemeinschaft einverleibt werden konnte. Die öffentliche & private Fürsorge nahm sich dieser Menschen an & versuchte das ihre an ihnen zu wirken.

Es entstanden die grossen Bewahrungsanstalten, die es sich zur Aufgabe setzten, den Abnormen ein menschenwürdiges Dasein zu gewähren. Und weiter noch entstanden Schulen & Hilfs-

Karl König: Plan zur Errichtung eines heilpädagogischen Instituts, S. 1

Idee und die meisten von uns waren ganz entschlossen, sie irgendwo innerhalb Europas durchzuführen.

So fassten wir den folgenden Plan: Um nicht zu viel Zeit zu verlieren, sollte jeder auf eigene Faust versuchen, aus der Falle Österreich zu entkommen. Wir müssten versuchen, die Verbindung miteinander aufrecht zu halten. Und wer dann die ersten Möglichkeiten für eine Verwirklichung unseres Planes erhaschen kann, möge die anderen verständigen. So wird ein gemeinsames Handeln gewährleistet sein. Vielleicht stand hinter diesem Beschluss die alte strategische Regel: Getrennt marschieren, vereint schlagen.

Im Frühsommer begann der schrittweise Auszug der einzelnen Freunde aus Wien. Einer ging nach Paris, ein anderer nach Prag; eine kleine Gruppe erhielt die Erlaubnis, sich kurzfristig in Basel aufzuhalten. Nach Mailand, Zagreb, London und Zürich flohen andere. Es war mir eine große Genugtuung zu wissen, dass fast alle Freunde aus Wien fort waren, bevor ich selbst soweit war, die Stadt verlassen zu können.

Durch hohe Protektion – jetzt begannen die einflussreichen Patienten mir hilfreich zu werden – erhielt ich ein Visum für die Schweiz. Meine Frau und unsere vier kleinen Kinder aber sollten zunächst nach Gnadenfrei ziehen und bei Verwandten bleiben, bis der neue Ort, den wir suchten, gefunden war. Wir hofften, dass das in einigen Monaten möglich sein würde; wenn wir nur einmal wieder frei beweglich sind, wird es schon werden. So vage und unsicher waren unsere damaligen Vorhaben! Alles war allein auf Hoffnung gebaut.

Die Hölle in Wien wurde zusehends ärger; ich wurde von Partei und Behörden bald unter Druck gesetzt und wusste, dass ich so schnell als möglich handeln musste, um nicht im Netz der Gestapo spurlos zu verschwinden. Eine italienische Patientin, die im vergangenen Jahr eine Freundin unserer Familie geworden war, kam im Auto aus Rom nach Wien und half in den letzten Wochen tatkräftig mit, die Ausreise zustande zu bringen. Sie, Donna Lucia de Viti de Marco, konnte noch manches durchsetzen, was für mich schon nicht mehr erreichbar war. Mit Mut und Unerschrockenheit trat sie den kleinen Machthabern entgegen.

Am Sonntag, dem 14. August, fuhr ich dann mit ihr aus Wien fort. Frau und Kinder blieben zurück, waren aber einigermaßen geschützt, weil sie «arisch» waren. Donna Lucia brachte mich heil über die Grenze; es war ein mirakulöser Übergang, der durch die Hilfe eines betrunkenen SA-Mannes sich vollzog. Dann war ich in Italien und dem Griff der Mörder entkommen.

Einige Tage verbrachte ich bei Donna Lucia und ihrer Schwester, Donna Etta, in deren Landhaus im Apennin. Ich war in einer seltsamen Verfassung. Müde, allein, ohne sichtbares Ziel und daher auch wie weg- und steglos. Goethe beschrieb einmal diesen Zustand im *Wilhelm Meister*: «Der Mensch», heißt es dort, «kann in keine gefährlichere Lage versetzt werden, als wenn durch äußere Umstände eine große Veränderung seines Zustandes bewirkt wird; ohne dass seine Art zu empfinden und zu denken darauf vorbereitet ist. Es gibt dann eine Epoche ohne Epoche, und es entsteht nur ein desto größerer Widerspruch, je weniger der Mensch bemerkt, dass er zu dem neuen Zustand noch nicht ausgebildet sei.» Diese «Epoche ohne Epoche» hatte für mich begonnen. Ich musste mit ansehen, wie ich von Hand zu Hand gereicht wurde, weil ich selbst keine anderen Mittel hatte, mein Leben zu unterhalten; damals durfte man als Flüchtling zehn Mark mitnehmen.

Zunächst wohnte ich einige Zeit in Gwatt, am Thuner See, wo die Baronin B. auf ihre Art, aber doch großzügig für mich sorgte. Ich traf dort viele interessante Menschen: Unter anderen den Dramatiker Zuckmayer, den alten Baron Andrian, den Jugendfreund Hofmannsthals, und den Schriftsteller Hans Müller. Auch sie waren blind für das, was sich in Mitteleuropa zutrug. Sie verabscheuten zwar den Nationalsozialismus, meinten aber, dass dieser Spuk in wenigen Monaten vorüber sein würde. Diese Gruppe von Menschen war so ahnungslos, dass einer von ihnen, ein Graf M. einen Roman zu schreiben begonnen hatte, der von der Liebe eines deutschen Bauernsohnes zu einer tschechischen

Arbeiterin handelte. Damit glaubte er die Besetzung der Sudetenländer aufhalten zu können! Ich erwähne dieses Beispiel, um die Verlorenheit und Verwirrung der damaligen Elite zu charakterisieren.

Bald darauf besuchte ich auch Frau Dr. Wegman in Arlesheim und wurde von ihr sehr freundlich, von den damaligen Mitarbeitern der Klinik und des Sonnenhofs aber mit größter Zurückhaltung aufgenommen. Dadurch wusste ich, dass dort mein Verbleiben nicht möglich war.

In Zürich verhandelte ich mit dem Direktor der Schweizerischen Epileptischen Anstalten, um einen Platz in seinem Laboratorium zu erhalten. Ich hatte seit geraumer Zeit neue Ideen zur Therapie der Epilepsie entwickelt; diese aber bedurften einer experimentellen Prüfung und Bestätigung. Ich dachte, dass ich durch diese Arbeit die mir gegebene Zeit fruchtbar überbrücken könnte. Nach einer ersten Zusage wurde mir aber bald danach erklärt, dass kein Interesse für meine nicht genügend fundierten Angaben vorhanden sei. Am 20. September reiste ich dann nach Paris, um mich dort nach neuen Möglichkeiten umzusehen.

Frankreich sprach mich an; ich empfand, dass ich hier arbeiten und unsere Pläne zur Durchführung bringen könnte. Es gab nicht nur Häuser, sondern ganze Dörfer, die – menschenleer geworden – billig zu haben waren. Ich sandte aus Paris den ersten Rundbrief an die Freunde; er enthielt vage Hoffnungen, sprach sich aber trotzdem positiv über die Möglichkeiten in Frankreich aus.

In diesen Tagen vollzog sich auch der politische Verrat in München; Chamberlains, vor allem aber Daladiers Haltung gaben mir sehr zu denken. Wird Frankreich weiter bestehen können, wenn es sich so dem Teufel anzubiedern versucht?

In die Schweiz zurückgekehrt fuhr ich nach Vevey am Genfer See. Ich war eingeladen bei dem Geiger Bronislav Hubermann, der mein Patient in Wien gewesen war, einige Wochen in seinem Haus zu verbringen. Dort aber hatte ich keinerlei Ruhe und fuhr bald wieder ab. Mir war, als würde die Entscheidung vor der Türe stehen.

Frau Dr. Wegman hatte freundlicherweise einen Vortragskurs im

Any communication on the subject of this letter should be addressed to :—

THE UNDER SECRETARY OF STATE,
HOME OFFICE
(ALIENS DEPARTMENT),
STANLEY HOUSE,
MARSHAM STREET
LONDON, S.W.1,

and the following number quoted :—

K 12858

HOME OFFICE,
STANLEY HOUSE,
MARSHAM STREET,
LONDON, S.W.1.

18th November, 1938.

Sir,

With reference to Dr. Karl Koenig's application for permission to establish himself in medical practice in the United Kingdom, I am directed by the Secretary of State to say that he decided, subject to confirmation by the British Consul General of Dr. Koenig's suitability for medical practice in the United Kingdom, to raise no objection to his proceeding to this country with his wife and children in order to study for a British medical qualification. When he has been placed on the British Medical Register, after a period of not less than two years' study, the Secretary of State will be prepared to consider sympathetically an application for him to establish himself in medical practice in this country.

A communication was sent to the British Consul General at Zurich on the 3rd October.

I am, Sir,
Your obedient Servant,

The Secretary,
German Jewish Aid Committee,
Woburn House,
Upper Woburn Place,
W.C.1.

Einreiseerlaubnis des Home Office

Rahmen ihrer Schwesternausbildungsschule für mich eingerichtet; und mein Freund Dr. Marti in Basel bemühte sich darum, eine Reihe von öffentlichen Vorträgen im Bernoullianum zu veranstalten. Das waren wirkliche Hilfen, um die «Epoche ohne Epoche» überstehen zu können. Es kamen auch eine größere Zahl von Patienten zu mir, die Hilfe suchten und so fühlte ich mich schrittweise wieder ins Leben eingegliedert.

Mitte Oktober erreichte mich dann ein Brief vom englischen Generalkonsulat in Bern. Darin stand, dass ich einer der 50 österreichischen Ärzte sei, die die Erlaubnis von «His Majesty's Government» hätten, nach Großbritannien zu kommen, dort zu studieren und sich später als Arzt auch niederzulassen. War das der erwartete Wink des Schicksals? Ich selbst hatte nie ein Gesuch an die britische Regierung eingereicht! Wer stand da dahinter?

Ich besprach mich mit Frau Dr. Wegman und sie meinte, ich sollte sofort diese ausgestreckte Hand ergreifen. Vorher schon hatte sie mir erzählt, dass sie in der Nähe von Aberdeen Freunde hätte, die bereit wären, einer Gruppe von Refugees zu helfen. Sie hielte es für wichtig, dass in Schottland eine heilpädagogische Arbeit begänne, die eine schon in England bestehende, fruchtbar ergänzen würde. Gleichzeitig versprach sie, alle ihr zur Verfügung stehende Hilfe uns zu geben.

So fuhr ich nach Bern, erhielt meine Einreiseerlaubnis und die Versicherung, dass auch meine Familie jederzeit das ihnen zustehende Visum beim Konsul in Breslau anfordern könnte, um mit mir nach England zu kommen. Als ich fragte, wer denn für mich eingereicht und garantiert hätte, wurde mir keine Antwort gegeben. Waren die Würfel gefallen? Das war am 20. Oktober 1938, zwei Monate nach der Flucht aus Wien.

Dokumentarische Zeugnisse

Lebenslauf für die englische Regierung

von Karl König

Dr Karl König

Ich bin am 25. IX. 1902 in Wien geboren. Besuchte dort die Grundschulen, dann die Realschule & machte mein Abiturienten-Examen im Sommer 1920. Dann trat ich in die philosophische Fakultät der Wiener Universität ein & studierte durch 2 Semester hindurch Physik, Chemie & höhere Mathematik. Nachher trat ich in die medizinische Fakultät über & hatte den normalen Ausbildungsgang durchzumachen. Im April 1927 erwarb ich das Doktorat als M.D. der Wiener Universität.

Schon im 5. Semester meiner Studien trat ich als wissenschaftlicher Mitarbeiter in das Embryologische Institut der Wiener Universität (Vorstand Prof. Fischel) ein & wurde nach 3monatlicher Tätigkeit zum Demonstrator befördert. Ich blieb 3 Jahre als wissenschaftlicher Arbeiter an dieser Stelle & veröffentlichte eine Reihe wissenschaftlicher Aufsätze & Arbeiten aus dem Gesamtgebiet der Embryologie.

Im 7. & 8. Semester war ich wissenschaftlicher Zögling am pathologisch-anatomischen Institut des Kaiser-Franz-Joseph-Spitales in Wien.

Dort hatte ich zeitweise wissenschaftlich zu arbeiten, zeitweise selbständige serologische, bakteriologische & pathologisch-mikroskopische ~~Arbeit~~ Untersuchungen zu leisten. An dieser Stelle war mein Lehrer Prof. Störk.

Nach seinem Ableben verließ ich das Institut & war (meine Tätigkeit am embryologischen Institut ging nebenbei weiter) Lehrling an der internen Abteilung des gleichen Spitales (Leiter: Prof. Gylharz). Dort blieb & arbeitete ich 2 Semester lang.

In den Ferien war ich Lehrling an einem der größten Landspitäler Österreichs, in Klosterneuburg bei Wien, wo ich chirurgische & gynäkologische Ausbildung erhielt.

2 Wochen nach meiner Promotion ging ich als Hilfsarzt in das Klosterneuburger Krankenhaus & blieb dort durch 6 Monate.

Durch private Studien in dieser Zeit wurde ich mit der Homöopathie & der anthroposofischen Medizin bekannt & im November 1927 an die Klinik in Arlesheim bei Basel als Assistent berufen. Dieser Klinik angegliedert ist ein Heim für zurückgebliebene Kinder, in welchem ich ebenfalls zu arbeiten hatte.

Dort erlernte ich die Arbeit mit schwer erziehbaren Kindern & die neuen Methoden der Homöopathie & anthroposophischen Medizin & Heilpädagogik.

Im August 1928 eröffnete ich mit 2 Freunden das „Heil- u. Erziehungsinstitut Schloss Pilgramshain, Striegau-Land, Schlesien", dem ich als Arzt bis zum 1. März 1936 vorstand.

Dieses Institut wurde in kurzer Zeit eine sehr gesuchte Anstalt in Deutschland. Wir hatten zu Zeiten 100–120 Kinder bei uns. Es waren sowohl private Kinder, als auch Kinder, die uns von behördlicher Seite zugewiesen wurden. Die Jugendämter der Städte Berlin, Breslau, Königsberg, Dresden, Hamburg usw. sandten uns ihre Kinder. Die privaten Kindern kamen aus allen Teilen Deutschlands, aus Polen, Österreich, Lettland u. der Tschechoslovakei.

Daneben entwickelte sich eine sehr ausgedehnte Privat-Praxis. Von weither kamen die Patienten zu mir, so daß ich in den letzten Jahren die Arbeit nur mit Hilfe eines Assistenten bewältigen konnte.

Die politischen Verhältnisse zwangen mich, meine Arbeit aufzugeben u. am 1. Mai 1936 eine Privat-Praxis als praktischer Arzt in Wien zu eröffnen. Nach 1 Jahr war auch dort der Patientenkreis so angestiegen, daß ich einen Assistenten zur Mithilfe aufnehmen mußte.

Zur gleichen Zeit sammelte sich ein Kreis

jüngerer Ärzte & Lehrer um mich, die an meiner gesamten Tätigkeit Interesse hatten. Wir arbeiteten gemeinsam theoretisch die pädagogische & medizinische Seite der anthropos. Geisteswissenschaft durch, um eine Siedlung ins Leben zu rufen, die es uns ermöglicht, als wahre & tätige Christen der heutigen Menschenaufgabe zu dienen.

Durch die Okkupation Österreichs war ich wieder gezwungen, meine Arbeit aufzugeben & ging nun daran, einen Ort in Europa zu suchen, der diese Siedlung ermöglicht.

Da ich unter die 50 österr. Ärzte gewählt wurde, die hier in England studieren & nachher ihre Praxis ausüben dürfen & durch die grosse Liebenswürdigkeit schottischer Freunde, die mir ein Haus zur Verfügung stellten, hoffe ich, in absehbarer Zeit meinen Plan erfüllen zu können

Es ist meine Absicht, dem englischen Volk durch meine & meiner Freunde Arbeit zu dienen & seinen kranken & zurückgebliebenen Kindern zu helfen

Ich bin verheiratet seit 1929 & habe 4 Kinder im Alter von 2, 4, 6 & 8 Jahren. Meine Frau ist am 9.III.1902 geboren & entstammt einer alten angesehenen Pfarrer-Familie der Herrnhuter-Brüdergemeinde.

Dokumentarische Zeugnisse

Leben mit Karl König

von Anke Weihs*

* Aus dem Englischen von Richard Steel

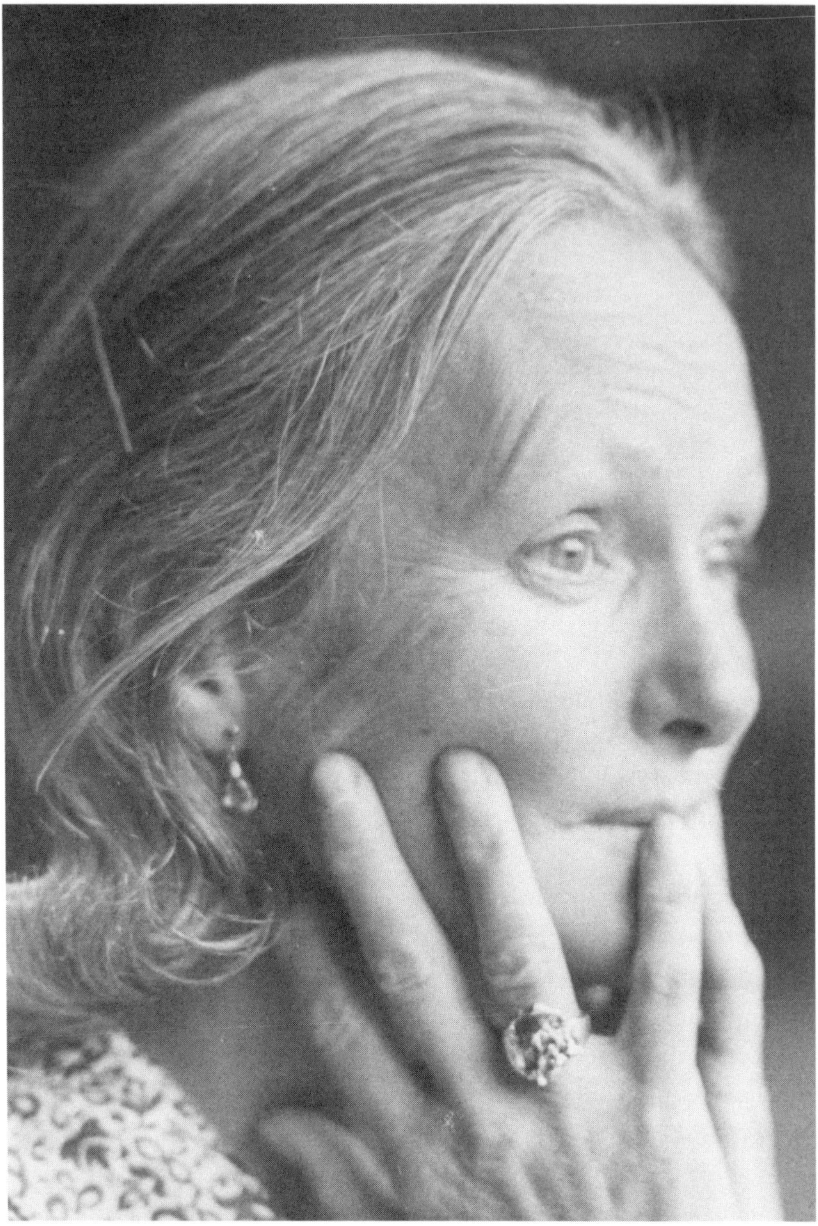

Anke Weihs (1914 – 1987)

Für diejenigen, die seit den Anfangsjahren der Camphill-Bewegung mit Karl König zusammengelebt und -gearbeitet haben, ist es nicht leicht, einen gebührenden Bericht zu leisten. Es ist auch nicht einfach, etwas von seinen besonderen Qualitäten als Menschenführer, als Lehrer und als Freund zu vermitteln.

Dennoch ist eines sicher; zu dem Hauptstrom der Beiträge, die nach seinem Tode in einer Anzahl von Zeitschriften in England und Deutschland erschienen sind, sollten nicht die kleinen aber bereichernden Nebenflüsse aus den intimeren Bereichen des Alltagslebens fehlen. Ich will deshalb mit dem Persönlichen nicht zurückhalten.

Ich traf Dr. König 1938 in Wien, weil ich als junger Mensch an einer hartnäckigen Allergie litt. Erfahrene Spezialisten und Professoren waren außerstande gewesen, mir zu helfen. Ein mir bekannter Student der Medizin, der an Karl Königs Jugendgruppe teilzunehmen pflegte, riet mir, Dr. König aufzusuchen. Andere Freunde waren empört. Arbeitet er nicht in abgedunkelten Räumen mit Hokuspokus? Ist nicht seine Methode spiritistisch oder so etwas Ähnliches? Sie versuchten mit allen Mitteln zu verhindern, dass ich in die Hände «jenes Mannes» geraten sollte.

Und dennoch! Verzweiflung brachte mich schließlich ans Telefon, um bei «jenem Mann» einen Termin zu verabreden. Das war aber nicht leicht; seine Zeit war schon weit voraus belegt. Die Sprechstundenhelferin gab mir schließlich die Zusage, ich könne in 10 Tagen um 3 Uhr nachmittags kommen.

Dr. Königs Haus war in einem sehr schönen Wohnviertel Wiens gelegen, etwas vom Zentrum der Stadt entfernt. Eine ehrwürdige Straßenbahn fuhr unter den ausladenden Kastanienbäumen, an Böschungen vorbei, die mit Flieder und den blühenden Stauden bepflanzt waren, so wie es für diese Stadt charakteristisch war. Sein Wohnhaus war an der Straßenecke gelegen. Es schien dort ganz still zu sein. Die Eingangshalle war hell, das Wartezimmer strahlte Ruhe aus; etwas anderes konnte ich vorläufig nicht entdecken. An den Wänden entlang standen geflochtene

Bänke und dazwischen waren Aquarien mit einer großen Anzahl kleiner ungewöhnlicher Fischarten. Zweifellos, der Besitzer dieses Hauses war den Geschöpfen dieser Erde zugetan.

Das Wartezimmer war übervoll mit Patienten. Während der Nachmittag vorüberging, der Zeitpunkt meiner eigenen Verabredung war schon längst verstrichen, wurde das Zimmer voller und voller. Ein anscheinend endloser Strom von Patienten kam und ging. Einige wurden bevorzugt vorgelassen, andere mussten warten. Stunden vergingen. Das periodische Ticken der automatischen Wasseraufbereitung der Aquarien markierte den Fortgang der Zeit. Mehrere Male beschloss ich, mich auf und davon zu machen – falls alle diese Menschen vor mir vorgelassen werden sollten.

Gegen Abend wurde mein Name aufgerufen. Ich erhob mich steif, ging an den vielen vorbei, die noch immer auf den Bänken saßen und betrat ein kleines Zimmer, wo die Helferin Einzelheiten notierte. Dann wurde die Türe zu einem weiteren Zimmer geöffnet, ich trat ein und war angekommen.

Der letzte Schein der untergehenden Sonne leuchtete durch die Fenster und erfüllte den Raum. Am Schreibtisch, mitten im Zimmer, stand ein sehr kleiner Mann mit einem großen Kopf – einem Löwen-Haupt. Er trug den weißen Arztkittel. Seine Augen waren groß und ernst. Wenn sie auf einem ruhten, durchschauten sie einen nicht nur, sie schienen einen neu erschaffen zu wollen. Etwas Schlummerndes in einem schien diesem Blick Antwort zu geben – ob man es wollte oder nicht; es war als ob man beginnen konnte, denjenigen zu werden, den man eigentlich war, hinter den Schichten der Gewohnheiten, der Hemmungen, der Illusionen.

Dieser besondere Blick war eine der einzigartigen Charakteristiken Karl Königs. Ich möchte ihn den «schöpferischen Blick» nennen. Er sah nicht nur was schon aus einem geworden war, sondern auch was einem zu werden aufgetragen war.

Es gibt Menschen, die einen beobachten, ja durchschauen können, die sehen können, welche Kräfte am Werk sind. Aber nur wenige können

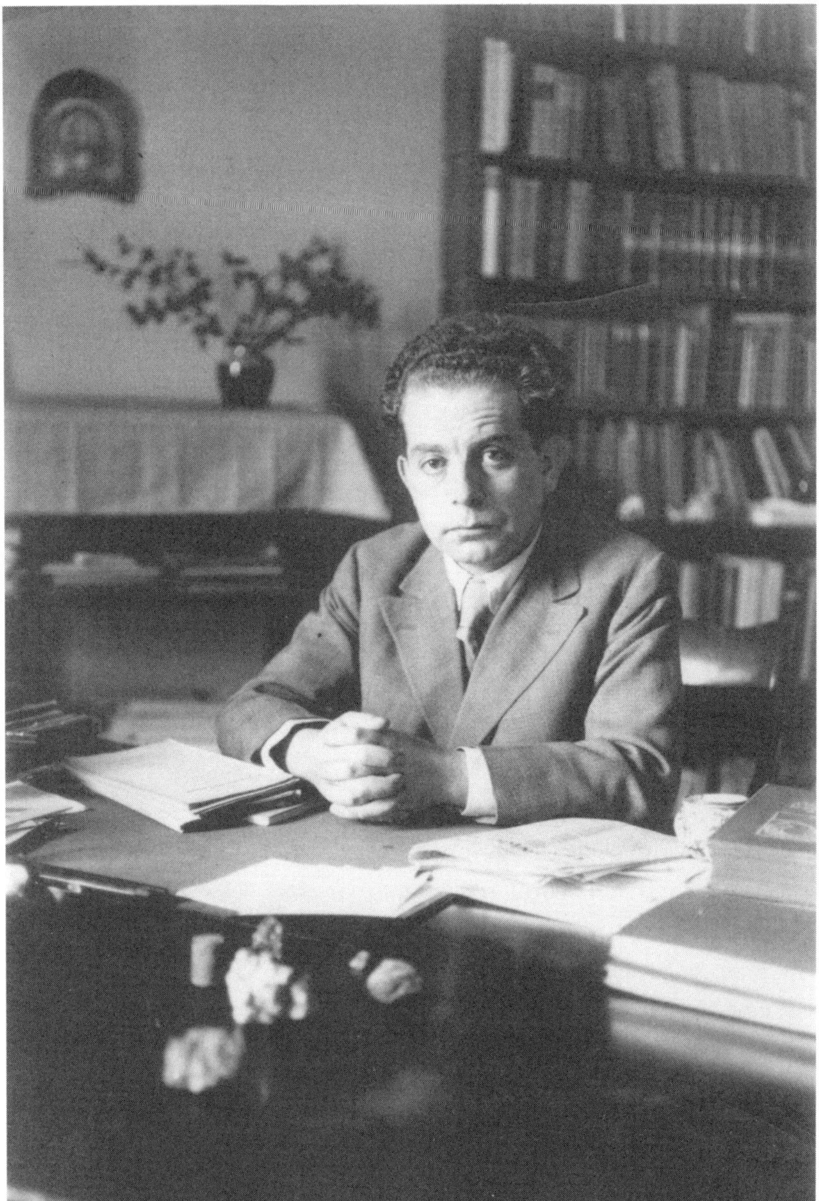

Dr. Karl König, Pilgramshain 1929

einen «neu erschaffen». Im Anschauen des anderen Menschen kann sich jeder darum bemühen, sich daran zu erinnern, dass in jedem ein Funke des Göttlichen lebt. Tatsächlich ist dies ein Aspekt der inneren Disziplin, die entsteht im Streben um die Anthroposophie. Doch wenn auch diese Disziplin zweifellos den Weg ebnet zum anderen Menschen hin, so entspringt diesem Vorgang nicht notwendigerweise ein Wärmestrom, ein lebendiges Fließen von einem zum anderen.

In König war der Blick ein Träger eines Wärmestroms, war selbst heilendes Wirken, denn man ahnte, dass des eigenen Wesens tiefverborgene Wahrheit geschaut wird – aber stets mit Achtung und Liebe.

Ich glaube dieser erste, ernste Blick – Dr. König sagte wenig – war der eingreifende Schritt zur Heilung. Die Arzneien, die ihm folgten, waren deswegen erfolgreich, weil etwas im Inneren schon angefangen hatte, sich zu verändern. Ich fühlte keine übergroße Sympathie und schwärmte keineswegs für diesen kleinen Arzt, ich fühlte mich einfach objektiv angesprochen im Besten meines Wesens.

Dies war das Erlebnis derjenigen, denen Dr. König als Arzt begegnete; und wie erwähnt, war seine Wiener Praxis groß, wie sie auch schon vorher in Schlesien gewesen war.

Von eben diesem Blick fühlten sich die Kinder mit Behinderung stark angesprochen. Dr. König war kein bisschen sentimental, und er erwartete das Äußerste, auch vom entwicklungsgestörten Kind.

Er konnte schon bedrohlich wirken, wenn ein Kind sich schlecht benommen hat, aber wenn dieser ernste Blick mit seinem Wärmestrahl das Innerste, selbst eines äußerst gestörten Kindes traf, dann reagierte es wie eine Blume, öffnete sich und zeigte seine innere Schönheit.

Dieses besondere Vermögen, Menschen zu ihrem besseren Selbst aufzurufen und dadurch die erste Voraussetzung für einen Heilungsprozess zu schaffen, erinnerte daran, wie Sokrates sich selbst als Hebamme beschreibt, die das höhere Wesen im Anderen zur Geburt verhilft.

Dieser kleine Arzt im weißen Kittel konnte sein Leben lang eine solche geistige Hebammen-Tätigkeit verwirklichen und viele «Geisteskinder» verdanken ihm die Eröffnung ihres Weges.

Wie konnte es auch anders sein; die verschriebenen Arzneien taten das Ihre und innerhalb von drei Wochen verschwand das seit der Kindheit bestehende chronische Leiden.

Wenige Jahre später, während der Anfangszeit in Camphill, brach die Dysenterie bei uns aus, die in der frühen Kriegsphase das Land heimsuchte. Ich selbst hatte vier kleine Buben zu betreuen; alle waren sehr krank mit Fieber über 41°. Da gab es ängstliche, schlaflose Nächte, und die kleinen Buben lagen apathisch und ausgemergelt in ihren Betten. Dr. König war verreist. Der offiziell zuständige Arzt aus dem Nachbardorf hatte nach ihnen gesehen. Als Dr. König am Morgen seiner Rückkehr die kleinen Patienten besuchte, waren viele andere neu erkrankt. Er betrat das Haus und zog schnuppernd die Luft ein. Auch wir hatten schon den seltsamen süßlichen Geruch der Krankheit bemerkt. «Hängt Bettlaken auf, die ihr in Lavendel- oder Rosmarinöl eingetaucht habt! Diese Krankheit gedeiht mit dem Geruch.» Mehr sagte er nicht. Wir fanden nur Eukalyptusöl und bald danach wurden die nassen, mit dem Öl getränkten Leintücher überall im Haus aufgehängt.

Am frühen Nachmittag war die Krankheit schon im Rückzug, die hohen Temperaturen sanken, die Krankheitssymptome ließen nach und am nächsten Tag waren alle auf dem Wege der Besserung.

Es gibt einen Bericht, in dem geschildert wird, wie Hippokrates in Athen die Pest durch ähnliche Mittel vertrieb. Ich will damit nicht sagen, dass Dr. König atavistisch und unwissenschaftlich vorging. Beides wäre unzutreffend. Wenige waren über die medizinische Entwicklung seiner Zeit so gut informiert wie er und er hielt nie damit zurück, dasjenige, was er in der modernen Forschung als wertvoll erachtete, anzuerkennen oder selbst zu verwenden. Nur war er Arzt aus der Ganzheit seiner Möglichkeiten heraus: Durch seine Erkenntniskraft, seine Empathie, durch das Feuer seiner therapeutischen Begeisterung, durch Intuition, durch seine intensive Selbstdisziplin und seine Moral. Er war hippokratisch in wahrhaft zeitgemäßer Weise.

Unter unseren Schülern in Murtle Estate befand sich ein elfjähriger Junge mit schweren epileptischen Anfällen. Er war in seiner Entwicklung sehr zurück und litt zusätzlich noch an einem Ekzem, das seinen ganzen Körper wie mit einer Kruste umgab. Seine Haut war schuppenartig. Dieser ekzematöse Zustand schien von der bloßen Gegenwart von Fisch im Haus ausgelöst zu werden – er brauchte ihn gar nicht einmal zu essen. Darum musste Jan an den Tagen, an denen die anderen im Haus Fisch aßen, sich oben in seinem Schlafzimmer aufhalten. Selbst dann wurde seine Haut rot und angespannt und bereitete ihm viel Unbehagen.

Eines Tages untersuchte Dr. König Jan, da wir uns alle besorgt über seinen Zustand geäußert hatten. Dr. König sagte uns, er kenne die notwendige Behandlung: Jan sollte dreimal wöchentlich einen Löffel Saft einnehmen, der aus den Muskeln von Lachs entnommen wird. Wir waren alle entsetzt. Aber wer von uns würde es wagen, Dr. König nochmals klar zu machen, dass schon die Gegenwart von Fisch im Haus ...? «Seht, dass ihr diesen Saft herbeischafft und fangt gleich mit der Behandlung an».

So musste Schottland – es war nicht gerade Lachs-Saison – auf den Kopf gestellt werden, um genügend der entsprechenden Fischteile zu besorgen, aus denen der verschriebene Saft extrahiert werden konnte. Jan's Vater half uns dabei. Wir kamen uns wie echte Mörder vor, als wir Jan den ersten Löffel «Lachssaft» verabreichten. Aber nichts passierte, nicht die geringste Rötung der Haut zeigte sich, und nach einigen Wochen konnte Jan nicht nur die Anwesenheit von Fisch im Haus ertragen, er konnte sogar Fisch essen und zum ersten Mal in seinem Leben war er den Ausschlag los und hatte über den ganzen Körper eine weiche elastische Haut! Sogar seine Anfälle ließen etwas nach.

So leuchtete immer wieder das Genie auf, das ohne Zweifel Dr. König eigen war. Nur hatte er auch den Mut, das Aufleuchten solcher Einfälle – auch die anderer Menschen – so real zu nehmen wie eine

Medizinflasche und entsprechend zu handeln. Auf diese Weise konnte er vielen seiner Patienten unbeschreibliche und anhaltende Erleichterung verschaffen.

Was ging wohl Dr. König durch die Seele damals, im Frühjahr 1939 in dem alten Pfarrhof in der schottischen Einöde? Im Exil von seiner Heimat, zusammen mit einer kleinen Gruppe junger Menschen sollte er einen Lebensort für entwicklungsgestörte Kinder und für eine besondere Art des Gemeinschaftslebens aufbauen.

Obwohl er klein von Gestalt war, hatte man immer das Gefühl der Größe, des Löwenartigen; seine Ideale, seine Impulse hatten Löwendimension. Da war nichts von einem zarten, zögernden Träumer. Er hatte ausgereifte und überzeugte Ziele, die erkämpft und erobert werden mussten. Nun andererseits diese einschränkenden Umstände, diese Dunkelheit, die fremde Sprache, dieses Exildasein als «enemy alien»; und als einzige Mitarbeiter für ihn und seine Frau, diese egoistischen jungen Menschen ohne Bildung und so unerzogen! Hier zeigte sich Dr. Königs Größe. Denn immer konnte er die Umstände so akzeptieren, wie er sie vorfand, wenn sie auch noch so bescheiden waren. Aber indem er sie bejahen konnte, litt er auch nicht darunter. Er schuf auf der menschlichen und geistigen Ebene neue Umstände, wodurch sich die äußeren gegebenen Verhältnisse von alleine erübrigten, sonst verwandelte er sie von Innen heraus.

Dr. König hatte eine einzigartige Begabung, Menschen zu akzeptieren. Obwohl er sonst sehr anspruchsvoll in Beziehung zu anderen Menschen war, hatte er die bemerkenswerte Gabe, sie in ihrer Eigenheit gelten zu lassen und jedem neuen «seltsamen» jungen Menschen mit der ihm eigenen erwartungsvollen Haltung zu begegnen.

In der frühen Wiener Zeit kamen zwei junge «Freidenker», arrogante Studenten von der Universität, zu den Vorträgen, die er in seinem eigenen Hause hielt. Sie machten keinen vertrauenerweckenden Eindruck auf die anderen Mitglieder der von Dr. König gegründeten Jugendgruppe. Ihre Haltung zu Vielem von dieser Jugendgruppe hoch Geachteten, wirkte fragwürdig. Doch gerade diese zwei und diejenigen, die sich ihnen anschlossen, wurden von Dr. König selbst anerkannt und akzeptiert.

Diese letzteren waren es schließlich, die ihm ins Exil folgten.

Als diese Gruppe in den Jahren des Aufbaus immer mehr an Verantwortungen zu tragen begann, gab Dr. König jedem von ihnen leitende Funktionen in der sich ausbreitenden Camphill-Bewegung. Jedoch verließ er sich nicht ausschließlich auf seine «alten Generäle»; er schaute immer in die Zukunft, erkannte in Jüngeren die Bereitschaft, der Aufgabe zu dienen und erschloss ihnen diese Möglichkeiten. Er schuf eine Art «geistig-sozialer Demokratie», die ideell gesehen die speziellen Fähigkeiten aller Altersgruppen zur Wirksamkeit verhelfen kann und eher auf die Bereitschaft zu dienen baut als auf diejenigen, die sich auf ihren Lorbeeren ausruhen. So war ein «Senat der Grauhaarigen» nie charakteristisch für Camphill.

Als Lehrer war König streng, anspruchsvoll, und oft ungeduldig. Die Stimme des Löwen tönte oft durch das Haus, wenn ein Unglücklicher die Kehrschaufel irgendwo liegen gelassen hatte. Möglicherweise war es das erste Mal im Leben des Unglückseligen gewesen, dass er überhaupt eine Kehrschaufel in der Hand gehalten hatte.

Gleicherweise gab es kein Erbarmen, wenn menschliche Beziehungen in Unordnung gerieten oder Motive verwechselt wurden. Dr. König hatte eine außerordentliche Fähigkeit, Ordnung zu schaffen und aufrecht zu erhalten. Er war nicht pedantisch, sondern einfach ordnungsliebend; Unordnung war ihm ein Greuel. Ordnung bedeutete ihm die Grundlage eines kulturschaffenden Lebens. Ein Gemeinschaftsleben sollte zugleich kulturschaffendes Leben sein. Da wo gewisse Grundlagen der Form und der Ästhetik fehlten, da mussten sie gelernt werden. So kam alles, was wir taten, ob in der Bibliothek oder im Hinterhof, unter den prüfenden Blick. Wilde Pferde erlebten erstmalig das Zaumzeug. Es war nicht immer leicht.

Aber auch nie erlebten wir in all den langen Jahren des Zusammenlebens mit Dr. König einen einzigen Moment der Nachlässigkeit oder einer unordentlichen Ecke in der Umgebung seiner Person; nie einen eilig verlassenen Schreibtisch, nie einen Papier- oder Bücherhaufen, der liegen geblieben war. Alles war durch und durch geordnet bis zum letzten Augenblick seines Lebens, als ob er bereit war, jederzeit abgerufen zu werden.

Von den tausenden von Büchern, die er besaß, wusste er genau, wo jedes zu finden war. Manchmal, wenn wir uns in der unteren Etage von Camphill House mit ihm in der sogenannten «Camphill Goethe Library» zusammen saßen, konnte man plötzlich bemerken, dass er mitten im Gespäch nicht mehr zuhörte, sondern in eine bestimmte Richtung starrte. Sein Blick ruhte auf einem falsch zurückgestellten Buch, irgendwo auf dem obersten Regal; und der unausweichliche Sturm wurde entfesselt!

Die selbe starke Ordnungsliebe galt nicht nur den Dingen, die ihn umgaben; sie galt auch gleichermaßen seinem Umgang mit der Zeit. Er war äußerst pünktlich und konnte auch bei Anderen Unpünktlichkeit nicht leiden. Da gab es keine zarte Unterweisung für die auf diesem Gebiete Behinderten! Entweder man war pünktlich oder man hat seine Teilnahme an der Veranstaltung eingebüßt. Die Türen zu einem Vortrag oder zu Zusammenkünften wurden exakt zu der vereinbarten Zeit verschlossen und wehe dem zu spät Kommenden! Glücklicherweise, oder vielleicht als ein Ergebnis dieser Schulung, ist in Camphill das Zuspätkommen recht selten gewesen.

Pünktlichkeit ist nicht nur eine gute Eigenschaft; sie ist der magische Schlüssel, der einem das Mysterium der Zeit erschließen kann. Eine Stunde kann eine unendliche Quelle der Erleuchtung werden, wenn sie pünktlich beginnt; dieselbe Stunde kann ganz unfruchtbar werden, wenn die Säume dadurch ausgefranst sind, dass jemand zu spät kommt. Pünktlichkeit ist nicht nur eine Form, sie ist die Voraussetzung für eine Tätigkeit.

Pünktlichkeit ist in einem weiteren Sinne ein Indikator; sie zeigt, ob der Einzelne vorbereitet ist: Ob er Gedanken und Zeit geordnet hat, damit er an dem nächsten Ereignis teilnehmen kann. Wenn er zu spät

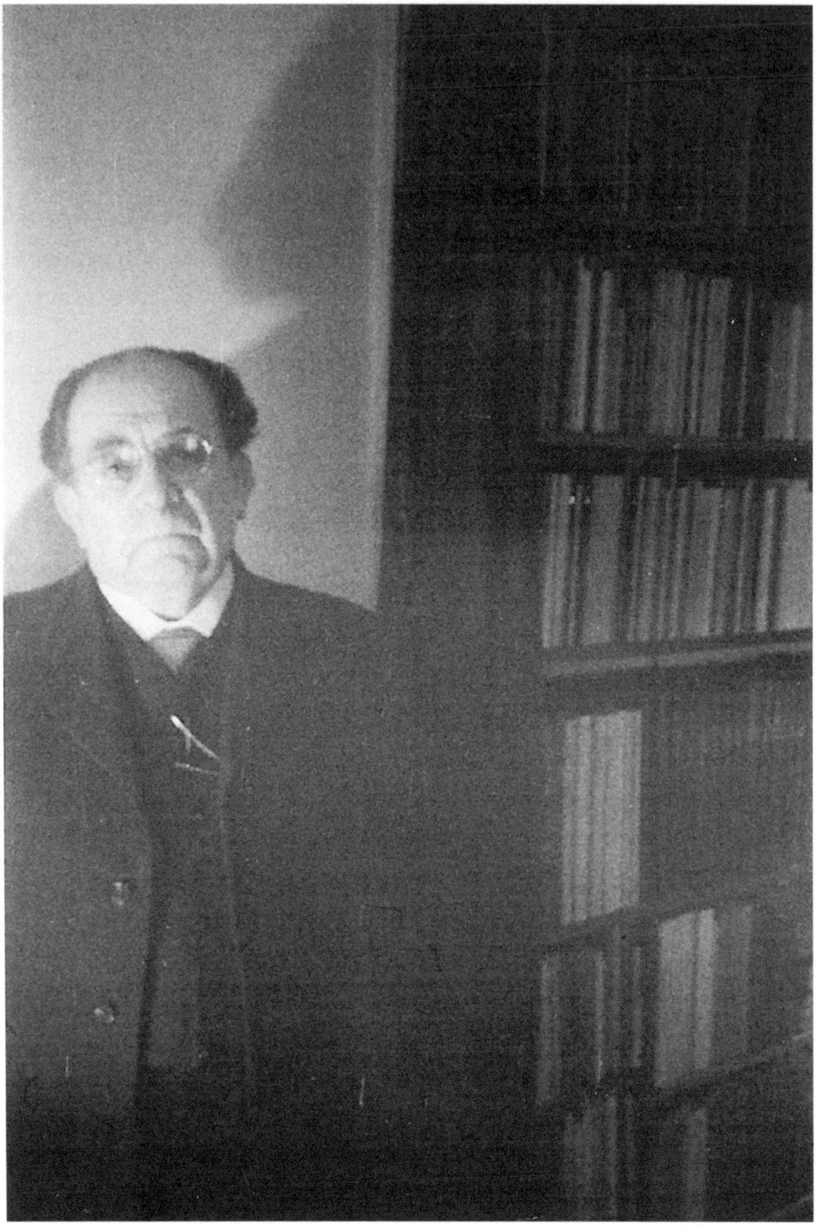

Karl König in seinem Arbeitszimmer, Camphill 1960

kommt, sind seine Gedanken offensichtlich nicht geordnet und nicht auf das Kommende ausgerichtet. Er wird einen Teil der Zusammenkunft oder des Vortrags dazu verwenden müssen, sein inneres Gleichgewicht zu finden, um einen Beitrag leisten zu können – ob aktiv oder passiv.

Dr. König war beispielhaft in der Kunst der sorgfältigen Vorbereitung. Obwohl er das Endresultat einer Zusammenkunft, den Abschluss eines Vortrages völlig offen ließ, war er doch immer gründlich vorbereitet. Er legte andere Angelegenheiten zur Seite, öffnete seine Seele und war einfach aufnahmebereit. Nie bekam man den Eindruck, er sei mit seinen Gedanken anderswo, oder dass etwas «Wichtigeres» ihn belaste. Nichts war jemals wichtiger als das bevorstehende Ereignis, was das auch immer gewesen sein mag.

Vorträge wurden sorgfältig vorbereitet, obwohl ihm das Sprechen leicht fiel, doch ist ein Vortrag ebenso eine verantwortungsvolle Handlung, wie andere auch. Wenn es sich auch um große Veränderungen in der Camphill-Bewegung handelte, nie war er voreilig, selbst wenn die Zeit drängte. Er ließ die Dinge sich entwickeln, reif werden. Er hatte die Fähigkeit abzuwarten, jeden Tatbestand von verschiedenen Seiten zu betrachten, andere Entwicklungen vorher geschehen zu lassen. Er hatte umwälzende Gedanken, aber vor ihrer Verwirklichung war er stets weitsichtig, verantwortungsbewusst und selbstlos.

Dr. König trug eine goldene Taschenuhr, deren Kette sich durch die Knopflöcher seiner Weste geflochten war. Wurde die Uhr ihrem Ruheplatz entzogen und nach einem raschen Blick des leicht zur Seite sich neigenden Kopfes wieder in die Tasche zurückgesteckt, war dies immer eine zarte und bescheidene Geste. Dennoch wurde deutlich: Es ist Zeit!

Dr. König war ein vielbeschäftigter Mann, aber nie hastig. Auf allen Ebenen war sein Beitrag wahrlich außerordentlich. Trotzdem gehörte Entspannung zur Aktivität dazu und daher fand er immer die nötige Zeit. Bei den Mahlzeiten war das Tischgespräch zumeist sehr lebhaft, doch konnte es auch vorkommen, dass er sich langweilte: Das Gähnen eines Löwen war vielleicht die einzige Reaktion auf etwas, was man selbst

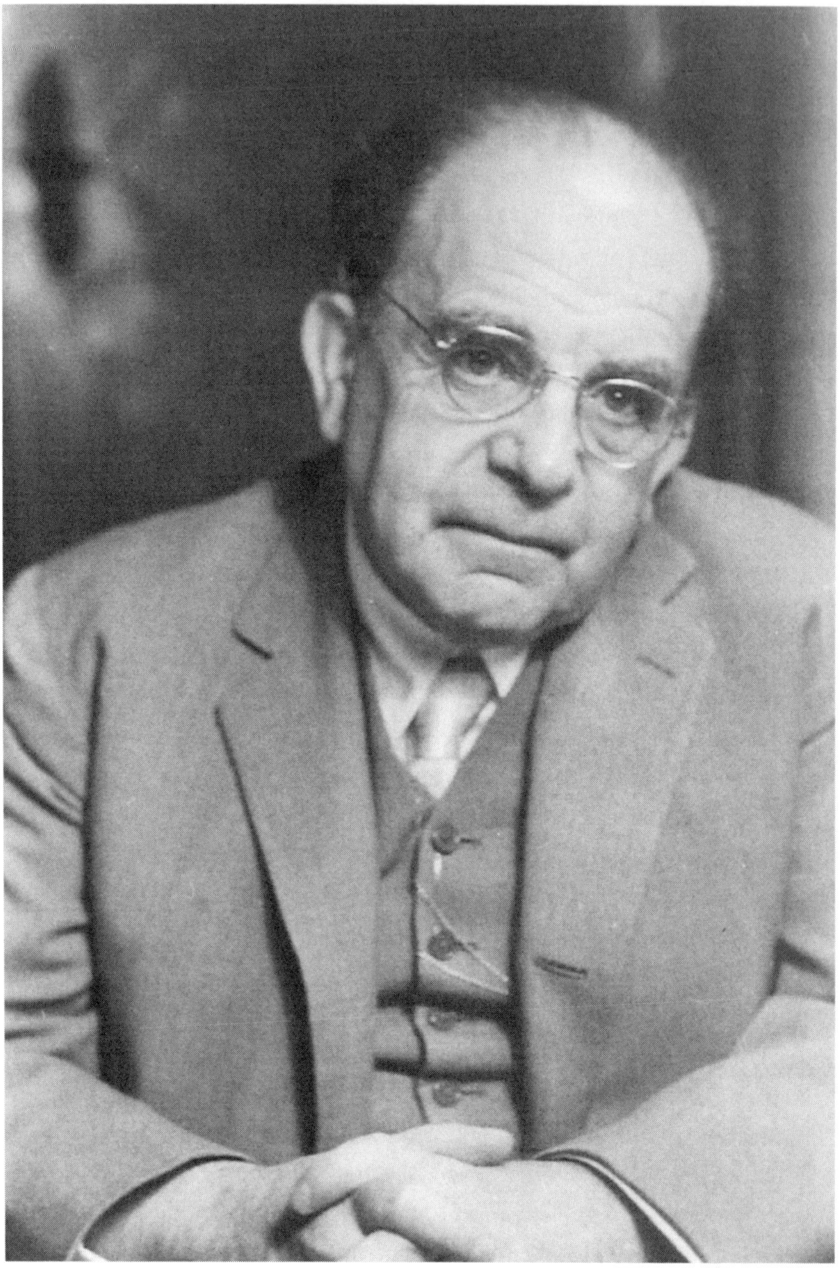

für sehr wichtig gehalten hatte. Manchmal war er ein «enfant terrible», aber er hatte auch einen herrlichen, erlösenden Humor. Denn er war Österreicher, Wiener, und besaß den ganzen Charme, das Gemüt und den Mutterwitz dieses besonderen Menschenschlags. Manchmal verfiel er in die Mundart und konnte herrlich unmögliche Bemerkungen über alles und jeden hervorsprudeln lassen. Er verlangte großen Ernst, wo Ernst angebracht war, konnte aber die «langen Gesichter» mit deutlichen Worten lächerlich machen. Lachen ist eben so wichtig für das Leben in der Gemeinschaft wie alles andere!

In seiner zeitlichen Einteilung fand er stets Platz für ein erstaunliches Maß an Lese-Lektüre, sowohl literarischer als auch wissenschaftlicher Werke neben seinem eigenen Schrifttum, seiner unaufhörlichen Forschung, seiner Tierstudien, der enormen Korrespondenz, den vielen Treffen, Kinderkonferenzen und Anderes, was für unsere therapeutische Arbeit nötig war; und schließlich neben den vielen Gesprächen. Es gab Gespräche mit uns, später mit Eltern, mit Menschen von nah und fern, die in allen möglichen Situationen Rat suchten; und dann wiederum mit einer wachsenden Anzahl auch sehr junger Menschen, die nach Camphill kamen und mitarbeiten wollten.

Es waren Gespräche mit einem zuhörenden Menschen; über sich selbst und über seine Lebensfragen, aber diese Gespräche hatten nicht nur Bekenntnischarakter; Dr. König war nie zufrieden, wenn man seine Fragen nur auf ihn ablud. Das Gespräch hatte immer Zukunftscharakter. Wenn es zu Ende war, war man nicht nur erleichtert, man war mit seiner Hilfe zu neuen Entschlüssen vorgedrungen.

Dieses ist etwas Besonderes. Es gibt ja Menschen, mit denen man gerne spricht, denen man etwas anvertraut und deren Interesse und Entgegenkommen man als wohltuend empfindet. Aber oft geht man dann weg und weiß immer noch nicht, was man tun oder lassen soll, welchen Weg man einschlagen soll. Dr. König zeigte nicht immer nur Interesse und Zuwendung. Er war außerordentlich musikalisch und reagierte auf den Ton, den man anschlug. Allzu rasch war der Löwe in ihm zur Stelle:

Aber nach dem Donner kam, wenn man willig war, Sanftmut, Hilfsbereitschaft, eine langsam zunehmende Hoffnung und ein Neubeginn.

In den Anfangsjahren Camphills hatte Dr. König sowohl die Leitung der Schule wie auch die ärztliche Führung unserer Arbeit, die sich rasch vergrößerte. An seinen Schreibtisch durfte alles ankommen; er diktierte unzählige Briefe, war für alles zuständig; für jeden Anruf, für jeden, der fragen musste, wie etwas weitergehen sollte. Denn wir hatten niemanden, den wir sonst hätten fragen können. So wurde er gefragt, wie Unterricht gegeben werden sollte, wie wir die Kinder versorgen, einem epileptischen Anfall begegnen, wie wir malen, gärtnern, ja wie wir ein krankes Pferd behandeln oder sonst etwas tun sollten.

Er sorgte auch für die finanziellen Dinge, hatte die Übersicht und verwaltete das Geld – von dem es oft recht wenig gab – immer genauestens. Er kannte jede Ecke des Hauses, jeden Haken an der Wand. Es gab auch häufig Gäste; ständig kamen Eltern, und denoch schien dies alles nur einen kleinen Teil seines Lebens auszumachen.

Schon in dem alten Häuschen im Norden hatte er mit unserer «Erziehung» begonnen. Dies geschah auf verschiedenen Ebenen. Ich erinnere mich an die langen Winterabende,wie wir in seinem Arbeitszimmer zusammen um das kleine, offene Feuer saßen. Hinter uns flatterten die Vorhänge, denn es zog kräftig. Wir mussten uns erheben und Gedichte rezitieren; lange und kurze Gedichte und unsere Bemühungen mit Gesten begleiten. Da gab es kein Entrinnen. Dr. König selber war ein natürliches Beispiel gut koordinierter Bewegungen. Er war zwar ungewöhnlich klein, seine Füße waren seit der Geburt etwas missgestaltet und doch war die Bewegungsgestalt erstaunlich frei und sein Gang hatte eine unprätentiöse Anmut.

Wenn Dr. König Vorträge hielt, schritt er auf und ab, als ob die Worte mit den Schritten zu ihm kamen. Schilderte er Tiere, was er sehr gerne tat, deutete er mit einer einzigen Geste das eine oder andere Tier an, schlüpfte zum unendlichen Entzücken seiner Zuhörer mit dieser Geste für einen Augenblick ganz in die Rolle dieses Tieres.

Mit uns studierte er Epochen der Geschichte, Biographien von Persönlichkeiten, die impulsierend in der Welt gewirkt hatten, sei es auf sozialem oder medizinisch-heilendem Felde; wir bekamen persönliche Studienaufgaben und schon früh wurden wir dazu ermutigt, uns gegenseitig Vorträge zu halten.

Es wurde uns einfach beigebracht, Interessen zu haben und diese mit Anderen zu teilen. Ich erinnere mich gut daran, wie erzürnt Dr. König werden konnte, wenn einer von uns ein interessantes Buch gelesen hatte und den Anderen nichts davon erzählte. Ebenso ärgerlich wurde er, wenn wir ein gutes, neuherausgekommenes Buch nicht gelesen, sondern an uns vorbei gehen gelassen hatten.

Er teilte seinerseits alle seine Interessen mit uns und deren gab es viele und immer neue. Es war eine ständige Belebung, auf dass wir in der eigenen Entwicklung nie stagnieren sollten. In vielen Menschen ruft Gemeinschaftsleben Fragen wach: Da muss ich wohl meine persönlichen Interessen aufgeben und nur den Interessen der Gruppe dienen? Ohne Zweifel ist dies ein unvermeidliches Zwischenstadium, um sich in eine Gemeinschaft einzuleben. Aber Dr. König selber hatte nie solche Probleme. Sein reiches persönliches Leben führte er im vollen Bewusstsein der individuellen Freiheit, doch stets verantwortlich und großzügig den Anderen gegenüber. Er ließ unbegrenzt an seinen geistigen Interessen teilnehmen und, obwohl er seine Mitmenschen unaufhörlich bereicherte, verarmte er durch das Abgeben seines Reichtums nicht im Geringsten.

Die vielen Tagungen der Camphill-Bewegung sind Resultate dieser Charaktereigenschaft Königs. Die Themen, die er zum allgemeinen Studium vorschlug, wuchsen aus diesem Strom persönlichen Interesses hervor. Seine Liebe für die geistige und soziale Pionierarbeit, seine Entdeckungskraft im Bereich der Therapie, bildeten die Grundlage vieler Symposien, die unsere Arbeit förderten.

Der Mensch ist, wie stark er immer auch als Einzelwesen sein mag, ein soziales Wesen; so betonte Dr. König immer wieder. Ist er nicht beides

IN MEMORY OF THE LECTURES ON CURATIVE EDUCATION BY RUDOLF STEINER

FEBRUARY 3rd – FEBRUARY 14th
1943

WEDNESDAY · FEBRUARY 3rd
DR · K · KÖNIG
THE CONSTRUCTION AND SHAPE OF RUDOLF STEINERS LECTURE-COURSE

FRIDAY · FEBRUARY 5th
MR · W · SUCHER
THE HOROSCOPE OF THE LECTURES ON CURATIVE EDUCATION

SUNDAY · FEBRUARY 7th
MRS · KÖNIG
HOW PILGRAMSHAIN WAS BUILT AND FORMED
MRS · AMANN
I REMEMBER THE SONNENHOF
MR · AMANN
WHAT I KNOW ABOUT COURCELLES
DR · SCHAUDER
MEMORIES OF PILGRAMSHAIN

«In Erinnerung an den Heilpädagogischen Kurs Rudolf Steiners».
Veranstaltungsprogramm. Camphill, Februar 1943

TUESDAY · FEBRUARY 9th

MRS · SCHAUDER
THE FIRST BACKWARD CHILD I MET IN GNADENWALD

MRS · LIPSKER
MEMORIES AND THOUGHTS RELATING TO MY BROTHER

MR · BAUM
MY ROAD TO ANTHROPOSOPHY

MR · BOWEN
CURATIVE EDUCATION AND SOCIAL QUESTION

MR · LIPSKER
CURATIVE EDUCATION AND THE NEW ART OF GARDENING

WEDNESDAY · FEBRUARY 10th

MRS · ROTH JUN.
ADALBERT STIFTER AND CURATIVE EDUCATION

MISS ROTH
GOETHE AND HIS CONNECTION TO CURATIVE EDUCATION

MISS LAZARUS
CURATIVE EDUCATION AND CURATIVE EURHYTHMY

THURSDAY · FEBRUARY 11th

DR · E · LEHRS
MY MEMORIES OF RUDOLF STEINER'S
LECTURES ON CURATIVE EDUCATION

FRIDAY · FEBRUARY 12th

DR · TH · WEIHS
CURATIVE EDUCATION AND THE CAMPHILL COMMUNITY

MR · P · ROTH
THE MEDITATION

MRS · WILLIGER
CURATIVE EDUCATION AND THE CHRIST-EXPERIENCE

SUNDAY · FEBRUARY 14th

MR · W · SUCHER
THE HOROSCOPE OF THE LECTURES ON CURATIVE
EDUCATION AND THE HISTORY OF THE WORLD

DR · K · KÖNIG
ERNST · HAECKEL UND FRIEDRICH RITTELMEYER

«In Erinnerung an den Heilpädagogischen Kurs Rudolf Steiners».
Veranstaltungsprogramm. Camphill, Februar 1943

voll und ganz, dann ist er nur ein Teil dessen, was er sein soll. Deshalb verachtete es König, wenn wir das Privatleben dem Gemeinschaftsleben gegenüberstellten.

Keiner der jungen Menschen, die 1939 Königs kleine Armee ausmachten, hatte eine wirkliche Ahnung von Rudolf Steiners Lehre, einigen war sie ganz fremd. Dr. König stützte jedoch seine ganze Arbeit und seine ganzen Bestrebungen auf diese Lehre und wusste, dass seine Zukunftsarbeit mit entwicklungsgestörten Kindern immer und einzig aus dieser Quelle gespeist werden würde. Darum war es selbstverständlich, dass seine jungen Helfer Schüler von Rudolf Steiner werden mussten, aber es gab hier keinen Zwang, nur das Wissen, dass das Schicksal uns zu König geführt hatte: Nun mussten wir dafür wach werden, dass mit ihm zu arbeiten auch mit Rudolf Steiner zu arbeiten bedeutete.

So führte uns Dr. König mit großer Treue in das Studium der Grundwerke und Vorträge Rudolf Steiners, was uns alle Schritt für Schritt einer neuen Welt entgegenführte. Er selbst bewegte sich ganz frei in dieser Welt, war immer schöpferisch, vorwärtsstrebend und mutig; gleichzeitig aber hatte er eine unfehlbare Art, die Integrität der Geisteswissenschaft Rudolf Steiners zu bewahren. Seine eigene starke, demütige Hingabe an seinen Lehrer war uns Lehre und brachte die Kraft zur Hingabe in uns zum Leben; keine Hingabe, die seiner eigenen Person zugewandt war, sondern Hingabe Rudolf Steiner gegenüber.

Aber das Ansammeln geistigen Wissens und geistiger Tatsachen genügte König nicht, obwohl er jeden der Tausenden von verfügbaren Vorträgen Rudolf Steiners kannte. Es ist besser eine Tatsache wirklich sein Eigen zu machen, als Vieles einfach zu verschlingen. Er lehrte uns, nicht theoretisch zu leben, sondern jede Minute des Tages zum reellen Übungsfeld zu machen; für Hingabe, für Bescheidenheit, für Kreativität und für den Willen, sich selbst zu ändern. «Ändert Euren Sinn!», dieser Ruf Johannes des Täufers war wohl die Herausforderung, die uns in den Jahren des Aufbaus am Nächsten war.

Als persönlicher Ratgeber in der Geisteswissenschaft Rudolf Steiners war Dr. König geduldig, verständnisvoll, aufmunternd, so lange sein Gesprächspartner sich ernsthaft bemühte. Er konnte aber beinahe erbarmungslos werden, wenn er den Eindruck bekam, man spielte nur oder wäre der Falschheit verfallen. Sein Zorn hatte die gleiche eigenartige Wirkung, wie seine anderen Charakterzüge: Man fand zu sich selbst zurück, er half einem, das innere Gleichgewicht wieder herzustellen. Nie war es, dass er nur seinem Missfallen Luft schaffen musste. Ich habe den Eindruck, dass er in diesem Leben eine Portion «Göttlichen Zornes» zugeteilt bekommen hatte, um ihn für die Verwandlung anderer Menschen zur Verfügung stellen zu können.

Man konnte niemals zu Dr. König gehen, um sich über Andere zu beklagen. Da war einfach kein Zugang. Statt die Anderen zu beschämen, fiel die Scham auf einen selbst zurück. Die Veränderung seines Gesichtsausdruckes, wenn man dennoch den Versuch unternahm und über jemanden herzog, war genug, um ein Unheil anzukünden; vor allem wenn man nicht nachgab. Er hasste die «Flohperspektive» wenn es um andere Menschen ging und wenn man deren Fehler hervorheben wollte, war es in seinen Augen nur eine Ausrede für das, was man selber menschlich versäumt hatte. Wenn eine menschliche Beziehung zwischen uns zusammenbrach, war er sehr streng. Er war auch nicht bereit zu vermitteln, sondern verlangte eine offene Begegnung, damit die Angelegenheit bereinigt werden konnte.

Er jedenfalls, versagte keinem die volle Hilfsbereitschaft. Manchmal war dieses Mittragen von Schwierigkeiten anderer Menschen fast heldenhaft und viele haben seine außergewöhnliche Tragekraft erlebt.

Man sollte nur nicht dem Glauben verfallen, dass Dr. König nie scheiterte. Er scheiterte oft und hatte den Mut zu scheitern, denn er ging ständig Risiken ein, war nie zurückhaltend, sondern lieber voller Vertrauen im Umgang mit Menschen. Seine Fehler lagen mehrheitlich in der Höhe der Erwartung anderen Menschen gegenüber. Man könnte von Überschätzungen sprechen; er war eben großzügig mit seinen Hoffnungen. Doch wenn er enttäuscht wurde, fiel es ihm schwer zu verzeihen; schwer, erneut eine Beziehung aufzubauen. Er war ziemlich absolut.

Es gibt viele Menschen außerhalb Camphills, und einige, die für einige Zeit in Camphill waren, die meinen, Dr. König sei herrisch gewesen. Er habe die persönliche Freiheit des anderen nicht geachtet, sondern von jedem verlangt, dass er sich nach ihm richte, nach seinen Zielen und dass diejenigen, die mit ihm arbeiteten, seine blinde Gefolgschaft waren.

Es war fraglos so: Dr. König machte es einem nicht leicht, sich seinen eigenen Freiheitsraum zu schaffen. Er konnte Selbstsucht und Illusion nicht ausstehen. Man musste durch des Nadels Öhr gehen und die dann errungene Freiheit musste wahre Freiheit sein, was nichts mit Opposition zu tun hat. Sah er aber das kleinste Anzeichen wahrer Freiheit beim Anderen, war er der erste, der sie anerkannte, der sie pflegte und zum unendlichen Segen aller auf sie baute.

Er war zweifellos gebieterisch; gebieterisch wie der Löwe und das Meiste musste schon so getan werden, wie er es sich vorgestellt hatte. Er hatte sich ja alles wohl überlegt, und seine Ansicht war zumeist sowohl weise wie auch gut. Zwei Eigenschaften insbesondere machten es dennoch menschenmöglich, mit diesem Charakterzug zu leben: Er war immer willig, wenn nicht Opposition, so aber doch eine berechtigte Korrektur entgegenzunehmen und war gerne bereit, die Ansicht des Anderen zu erwägen und gegebenfalls diese zu der seinigen zu machen. Für eine so mächtige, in sich ruhende Persönlichkeit, war er für Korrektur erstaunlich offen.

Schließlich waren alle, die mit ihm lebten und arbeiteten, Zeugen seines unerschöpflichen Ringens, den Löwen in ein Lamm zu verwandeln. Es war ein mutvoller Kampf mit der eigenen gebieterischen Natur, mit seiner zugestandenen Vorliebe für den «roten Teppich», dem Suchen nach einer zentralen oder gar machtvollen Platz. Die Kraft, mit der dies in Bescheidenheit und Demut verwandelt wurde, war für alle, die es erleben durften, ein Zeugnis wahren Heldentums. Es war ein jahrelanges

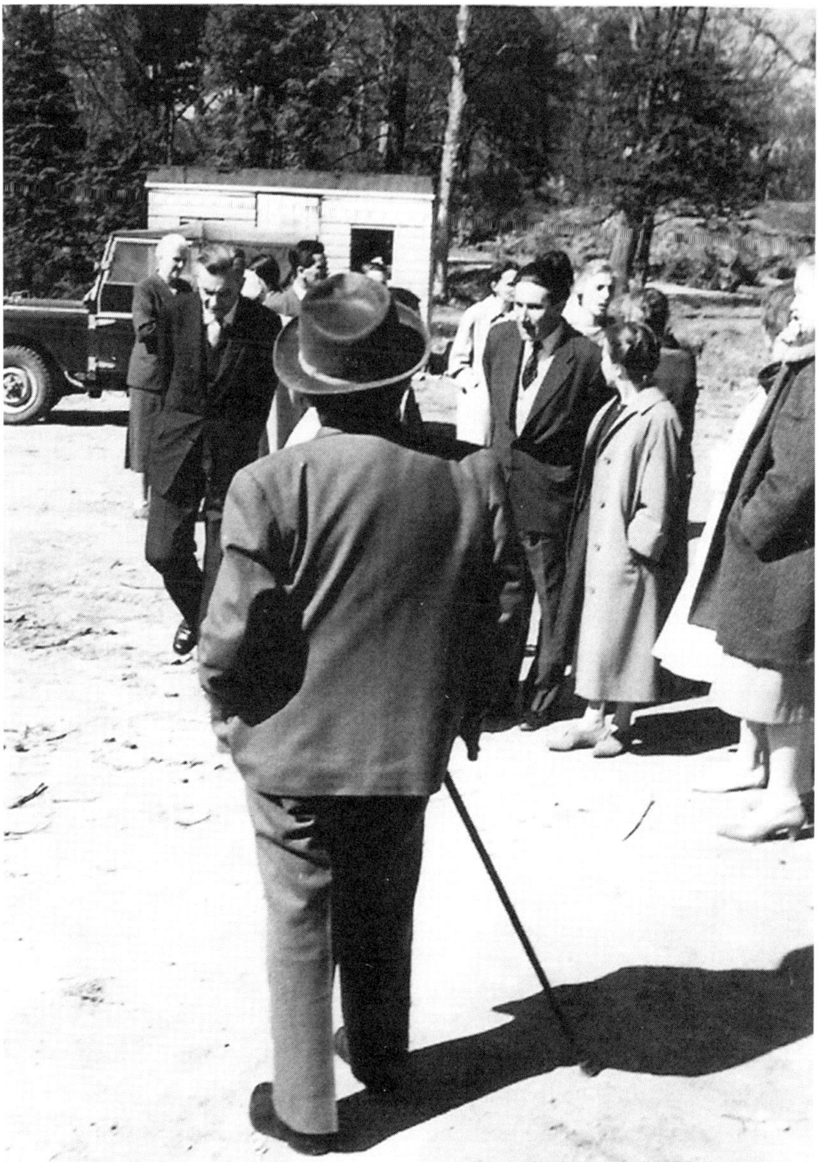

Der Camphill Movement Council inspiziert die Baustelle von Camphill Hall, April 1962

Ringen und in den letzten Jahren erlebten viele innerhalb und außerhalb Camphills die Früchte dieser Bemühungen, sahen das Heilsame seiner Demut, wurden von dem Beispiel dieses «großen Dieners» angespornt und bestärkt.

Als darum Rudolf Meyer, der Priester der Christengemeinschaft, der Dr. Königs Begräbnis am Bodensee zelebrierte, ihn als einen «Menschenbruder» bezeichnete, besiegelte er den langen mühsamen Weg, den Dr. König in dieser einzigartigen Selbstüberwindung beschritten hatte.

Dr. König hatte die erstaunliche Gabe, Aufgaben an Andere abzugeben. Gebieterisch wie er vielleicht war und als einer der am Liebsten alles selber tat, wusste er doch in den wichtigeren Bereichen der Camphill-Bewegung, wie man Aufgaben zu verteilen hatte und wie es galt, Verantwortungsbewusstsein und Tragekraft in Anderen zu wecken. So war nach Dr. Königs Tod die weltweite Camphill Bewegung so organisiert und geordnet und die Verantwortungen so sorgfältig verteilt, dass wir keinen Augenblick daran dachten, Arbeiten, die begonnen hatten, nicht weitergehen zu lassen. Die Lücke, die er unter uns hinterließ, war bereits voller Hoffnung und Kraft, und nicht ein gähnendes Loch, was durchaus der Fall hätte sein können.

Die Fähigkeit des Delegierens hat wohl zu guter Letzt mit der Fähigkeit zu tun, dem Tod schöpferisch und mutig zu begegnen, ja selbst mit Liebe, denn man weiß ja, dass alles was man frei und vertrauensvoll loslassen kann, in vollerem Maße wieder zu einem zurückkehrt und dass nur dann, wenn losgelassen werden kann, statt zu horten, neues Leben erzeugt wird.

Dr. König gehörte zu dem Genre von Menschen, die heute immer seltener werden; er war eine universelle Persönlichkeit. Er hatte nicht nur eine Vielzahl von Interessen, sondern er war auch selbst vielseitig begabt. Er zeichnete, dichtete und schrieb Schauspiele. Seine Gedichte sind wenig bekannt, außer denen, die von einigen Freunden zu seinem sechzigsten Geburtstag in einem kleinen Büchlein erschienen sind. Sie enthalten tiefgründige Gedanken und sind von einer solchen Schönheit und Weite, die selbst für diejenigen, die ihn gut kannten, erstaunlich sind. Er spielte in früheren Jahren Klavier, wenn auch nie sehr gut. Und doch, und das ist vielleicht bei ihm eine besonders hervortretende Fähigkeit, er war außerordentlich musikalisch. Seine Musikalität machte sich in all seinem Tun bemerkbar. Wenn wir eine Zusammenkunft mit ihm hatten – es konnte sich um ganz alltägliche Dinge handeln, ja um jede Zusammenkunft, die er leitete –, da hatte man oft das Gefühl, in einem Kammer-Orchester zu sitzen, das er dirigierte. Erst ertönte das Thema, dann seine Variationen, die Andantes, Allegros, und abschließend kam die endgültige musikalische Aussage.

Diese seine Fähigkeit, das Zwischenmenschliche mit Musikalität zu durchdringen, machte unsere Zusammenkünfte lebendig und fruchtbar. Sogar wenn es sich um Schwierigkeiten handelte, kamen wir immer zum «Finale». Seine «Dirigententätigkeit» verlieh wie bei den verschiedenen Instrumenten einem ganzen Spektrum von Ideen, Gefühlen und Intentionen Ausdrucksmöglichkeit. Es gab kein funktionelles Muster, keine theoretischen Vorstellungen, nach denen er ein Treffen führte. Sein intuitives Verständnis für die Gestalt eines Gespräches und dafür, wann eine Diskussion beendet werden sollte, war musikalischer Natur. Seine Vorträge hatten für mich oft in ihrem musikalischen Aufbau Sonaten-Charakter.

Obwohl sein persönlicher musikalischer Geschmack vielseitig war, hatte er eine Vorliebe für Mahler. Aber man dachte unwillkürlich an Beethoven, wenn man in Königs Nähe lebte. Die reiche Fülle, die Tiefe und Weite der Empfindung, die lyrischen Momente, das Runde und der Sinn für Harmonie, wie auch die titanische Größe; alles war vertreten.

Die Ähnlichkeit mit Beethoven ging uns sehr durch die Seele als wir König am Abend seines Todestages liegen sahen. Ähnlich wie damals, als Beethoven am 26. März 1827 starb, so war auch am 27.März 1966, an Königs Todestag, eine mächtige Entfesselung der Elemente. Ein wilder Sturm tobte.

Dr. König sagte einmal, dass der langsame Satz des 4. Klavierkonzertes von Beethoven musikalisch den Sieg des Menschen-Ich über alle Drohungen, über die Fluten der Dunkelheiten beschreibt, die ihn umgeben. Dieser Sieg ist aber auf unendliche Sanftmut, Demut und menschlichem Feingefühl aufgebaut.

Während in dieser Nacht der wilde Sturm raste, nicht nur über dem Bodensee, sondern über ganz Europa, lag Dr. König ruhig da, seine Züge jugendlich und bestimmt, als ob er sagen wollte: Es ist gut. Auch dies habe ich geschafft. Es war Licht um ihn.

Jener langsame Satz von Beethoven, wo der blütenverwandte Eine den Versuchermächten in einer Art Gethsemane begegnet, schließt musikalisch mit einer Verkündung ähnlich dem Worte Christi im 14. Kapitel des Johannes-Evangeliums: «Seid guten Mutes – Ich habe die Welt überwunden.»

Dies bringt mich nun zum Wesentlichen in Bezug auf Dr. König – er war ein Christusdiener. Als damals der Name des Christus ihn das erste Mal berührte, blieb er nicht nur an der Oberfläche liegen, sondern drang ihm gleichsam in die existenziellen Schichten hinein. In diesem Sinne war er paulinisch – er zog sich die «ganze Rüstung Gottes» an.

Seine intuitven Kräfte ermöglichten ihm, mehr zu wissen und mehr zu sehen als die meisten Menschen. Was er wissen und sehen konnte, war die Bedeutung des Christuswesens für die Menschheit, so wie es am Anfang seines Jahrhunderts durch Rudolf Steiner dargestellt wurde. Sein Leben entfaltete sich als das eines gesandten Menschen – gesandt zum Wohle seiner Mitmenschen.

Dokumentarische Zeugnisse

Persönliche Erinnerungen an Karl König

von Hans Heinrich Engel*

* Aus dem Englischen von Richard Steel.

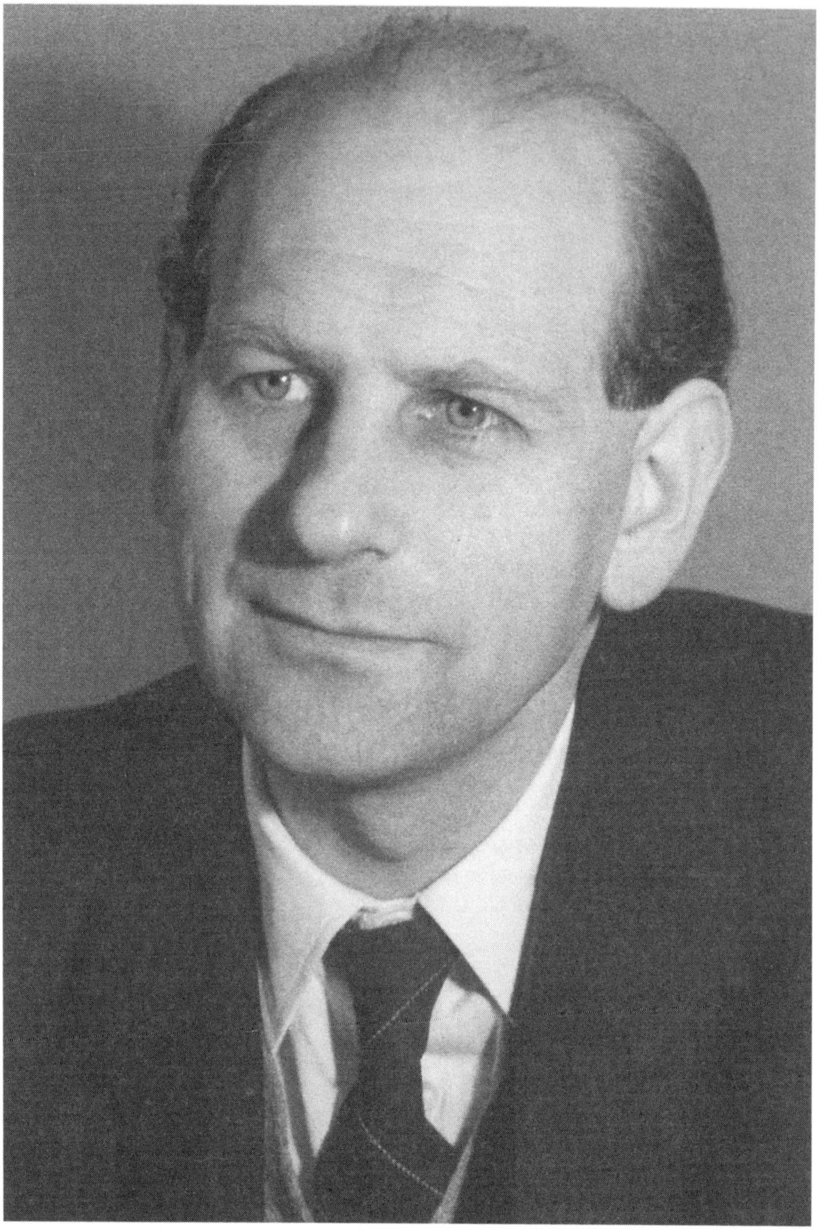

Hans Heinrich Engel (1921 – 1973)

Auf meinem Lebensweg Dr. König begegnen zu dürfen, war mehr als ein Zufall, mehr als nur Schicksal; es war eine Gnade. Es war, als ob einem vergönnt wurde, die Welt mit anderen Augen zu sehen; als ob sich das Tor zum Land der Wahrheit für Augenblicke einem geöffnet wurde.

Während der Zeit, in der ich als Arzt in der psychiatrischen Klinik in Wiesneck, in Süddeutschland arbeitete, hörte ich zum ersten Mal den Namen Karl Königs. Er war weit weg in Schottland und, obwohl es damals sehr unwahrscheinlich schien, dass ich je nach Schottland reisen oder irgend etwas mit der Heilpädagogik zu tun haben würde, klang sein Name in meinem Herzen weiter. Tatsächlich sollte er schon nach sehr kurzer Zeit zu einer Leitfigur meines Lebens und meines Schicksals werden.

Anfänglich einer Tagung für Ärzte im Jahre 1950 in Schwäbisch Gmünd fand schließlich unsere erste Begegnung statt. Seine Geistesgegenwärtigkeit, sein bedingungsloser Mut, seine unglaubliche Wärme und sein Verständnis für seine Mitmenschen beeindruckten mich zutiefst. Bei dieser allerersten Begegnung konfrontierte er mich gleich mit einigen Bemerkungen, die mich wohl tief beleidigt haben könnten, hätte ein anderer gewagt, sie auszusprechen. Doch sein tiefes, liebevolles Verständnis für meine Situation und für meine jugendlichen Illusionen machte die Bemerkungen eher zu einer heilenden Arznei als zu einer Verletzung.

Ein halbes Jahr später besuchte ich Camphill und beschloss augenblicklich, dort mitzuarbeiten. Sicherlich gab es kaum einen äußeren Anlass, mich so zu entscheiden; doch wie ich Dr. König in den dortigen Seminarkursen von Themen sprechen hörte, die ich längst gänzlich zu bemeistern geglaubt hatte, musste ich erkennen, dass ich nun meinen Lehrer gefunden hatte; den Meister, den ich in all den Universitätsjahren wohl gesucht hatte. Hier war jemand, dessen Worte Leben ausstrahlten; dessen Gedanken keine Schattengebilde, sondern mit Leben und Wahrheit erfüllt waren; dessen eigenes Leben im Alltag erfüllt war von dem, was er anderen abverlangte. Hier war Wahrheit.

So wurde ich erneut Lehrling. In den darauffolgenden Jahren durfte ich fast täglich Dr. König begegnen. Anfangs waren die hauptsächlichen Berührungspunkte bei den Kinderbesprechungen und Konferenzen in der Ärztegruppe, bei seinen Vorträgen und oftmals auch beim Mittagessen.

Als ich in Camphill angekommen war, glaubte ich über einiges an Lebenserfahrung und medizinischem Können zu verfügen. Bald lernte ich aber, dass dies lediglich das Fundament gewesen war, auf dem ich das aufbauen sollte, was von mir erwartet wurde. In diesem Prozess wirkte Dr. König inspirierend wie korrigierend: Er war nie zufrieden, solange man mit sich selbst zufrieden zu sein schien. Die Ziele wurden hoch angesetzt und man ging den unaufhörlichen Übungsweg des Mutes und der Liebe. Eins war sicher: Obwohl er nie zögerte, einen mit den Folgen der eigenen Taten oder Fehlern zu konfrontieren, geschah dies immer so, dass damit sogleich ein neuer Ausgangspunkt erlangt wurde.

Sein tiefes und selbstloses Verständnis für die oft erbärmliche Situation des Anderen, konnte Augen öffnen für neue Aussichten und neue Wege.

Dieses Erlebnis steigerte sich jeden Morgen neu während der dreistündigen Besprechungen: Im Beisein ihrer Lehrer und Betreuer wurden Kinder dem versammelten Ärztekreis vorgestellt. Seine unglaubliche Fähigkeit des aktiven Zuhörens schaffte in ihm ein Bild des Kindes und durch die Fragen, die er stellte, konnten wir anderen bald die Richtung seines Schauens auffinden. Schon die Art, wie er das Kind begrüßte oder mit ihm umging, strahlte ein kraftvolles Erlebnis wahren «Heiler-Willens» – nicht nur auf das Kind, sondern auf alle, die dort versammelt waren.

Täglich erleben zu dürfen, wie Dr. König den Kindern begegnete, stellte in jeder Hinsicht einen unermesslichen Schatz dar, denn auch hier konnte die Erfahrung gemacht werden: In Geste, Wort und Gedanken dieses Mannes offenbarte sich Wahres. Hier bewirkte die Kraft des Glaubens Selbstvertrauen und Sicherheit; sein liebevolles Interesse machte deutlich, wie er einen wirklich begleitete; zugleich erweckte das Erleben seiner Fähigkeiten der Einsicht und des Vorausschauens ein Gefühl der berechtigten Hoffnung. Daher überraschte es nicht, dass die Kinder auch so reagierten, wie sie es taten.

In Januar 1955 erkrankte Dr. König ernsthaft. Kurz zuvor hatte er mir mit einem Gespräch über eine entscheidende Hürde geholfen, wie sie die wunderlichen Zeiten der Prüfung im Gemeinschaftsleben zu stellen pflegten. Nun aber wurden die Rollen vertauscht; er hatte mich zu sich gebeten, um mir seine Seminarstunden zu übergeben. Dieser Aufgabe fühlte ich mich zwar nicht gewachsen, doch ging mir später auf, wie dies gerade eine solche heilende Liebestat gewesen ist, wie er sie zu verordnen verstand. Bevor ich sie aber annehmen konnte, musste ich zuerst das Ausmaß seiner Schmerzen und Leidens wahrnehmen.

Während der folgenden vier Monate haben Alix Roth und ich ihn Tag und Nacht begleitet. Obwohl er seine Unannehmlichkeiten, Schmerzen und Sorgen absolut menschlich zu tragen hatte, konnte ich bei den täglichen Besprechungen über die weitere Behandlung seine Bescheidenheit aber auch seine tiefe Einsicht spüren, die nicht nur seine eigene Krankheit, sondern auch das Weltgeschehen und sonst alles, was sich um ihn herum zutrug, erfassen konnte. Erahnen konnte ich auch seine Wahrnehmung des Geistigen, über die er aber selten sprach. Doch wenn man ihn gut genug kannte, war es nicht nötig, viele Worte zu benützen; die Sprache des Herzens, diese edelste Gabe des menschlichen Ichwesens, entströmte ihm kraftvoll, trotz der äußeren Schwäche und Krankheit. Eines Nachts, nach einer ungewöhnlich starken Attacke und noch mit Tränen des Schmerzes in den Augen, benützte er Worte aus Goethes «Märchen», wohl ganz aus dem Erleben seiner eigenen Krankheitssituation:

«Die Liebe herrscht nicht, aber sie bildet, und das ist mehr ...» Dann fuhr er fort mit den Worten; *«Je mehr man in der Hand festhalten möchte, um so mehr rinnt es einem davon, dass schließlich die Hand krampfhaft ein Nichts umklammert.»*

Thursday March 24

Schlafe länger als sonst & wache auch gestärkt auf. Lese am Morgen mit grosser Anteilnahme den Vortrag, in dem R. Steiner das Weltengewitter des 15. Jhdts. beschreibt, in welchem die kosmische Intelligenz in die menschlichen Gehirne eingeprägt wird.

Empfinde das menschliche Herz als eine Art Opfer & möchte etwas darüber aufschreiben, aber mir fehlt der Mut. Es ist draussen trüb & neblig & ich lese den Tag über eine grössere Reihe medizinischer Zeitschriften durch & finde wenig Wesentliches. Aber die Zerrissenheit, Spezialisierung & Entmenschlichung, macht mich verzweifelt.

Dann fasse ich Mut & lese einen Artikel über Angina pectoris. Das hatte ich bisher nicht gewagt zu tun; das Herz klopft & der untere Mensch ist tief erregt, aber ich will es durchhalten & kann es dann auch. Das ist ein wichtiger Augenblick von Selbsterkenntnis der Krankheit. Muss dann viel darüber denken & komme meinen eigenen Abirrungen wieder ein Stück näher.

Tagebucheintrag Karl Königs (1955)

Später, nachdem er sich langsam erholt hatte, nahm er seine Reisetätigkeit wieder auf und ich konnte ihn auf manchen Reisen durch Europa begleiten. Es gab Gespräche, Treffen, Vorträge und Konferenzen und sein geschwächtes Wesen, das gerade erst zu Kräften gekommen war, musste den Boden neu finden und neue Wege gehen. Schmerzlich erinnere ich mich an meine Enttäuschung bei einem seiner ersten Vorträge nach dieser Pause: Wo war die starke Kraft des Wortes geblieben? Wo die Stärke der Überzeugung, das Feuer des Enthusiasmus und die Unmittelbarkeit der Wahrheit die Herzen aufschließen konnten? Doch im Verlauf der nächsten Jahre begann etwas vollkommen Neues sich zu entfalten. Alles bisher Gewesene tauchte wieder auf: Die Erkenntnis, das Feuer, das Wahre, die innere Schauenskraft, das lebendige Denken; eine Metamorphose hatte sich aber vollzogen. Etwas Bestimmtes hatte sich intensiviert; Milde und Liebe durchdrangen stärker sein Erkennen und Geist-Erkennen, so dass er in ganz anderer Weise als zuvor zu den Herzen sprechen konnte.

Seine Verbindung zu seinem Lehrer, Rudolf Steiner, schien sich während dieser Jahre noch weiter vertieft zu haben. Gleichzeitig begann sich auch das Verhältnis zu uns, seinen Mitarbeitern, zu wandeln. Bis dahin war er ohne Zweifel unser Lehrer gewesen, für viele wohl auch eine Vater-Figur; nun begann er Freund, gar Bruder zu werden, was sich in den folgenden Jahren fortsetzte.

Auf einer der Reisen entdeckten wir, dass Gustav Mahlers 2. Symphonie – «Die Auferstehung» – in Stuttgart aufgeführt werden sollte. Glücklicherweise konnten wir noch Karten bekommen. Die Erinnerung an jenen Abend wird nie verblassen. Dieses große Werk im Beisein von Dr. König zu erleben und hinterher mit ihm ins Gespräch darüber zu kommen, eröffnete mir neue Welten und führte mich zu immer weiteren Schätzen.

Dijon mit Dr. König zu besuchen und Spuren des Ordens vom Goldenen Fließ zu finden; mit ihm am Grabe Kaspar Hausers zu stehen und den Stationen seines Lebens in Ansbach nachzugehen; oder von

Dr. König in seine Heimat Wien eingeführt zu werden – vor allem in die Schatzkammer –, dies waren absolut unbeschreibliche Erlebnisse. Vom Leopoldsberg aus den Blick über Wien in die Fernen der ungarischen Tiefebene schweifen zu lassen, ließ die ganze wienerische Vergangenheit und die europäische Schlüsselrolle der österreichisch-ungarischen Monarchie vor die Seele treten.

Man sah mit anderen Augen, man hörte mit anderen Ohren; dabei war nicht nur die Menge maßgeblich, die man lernen konnte, sondern die Qualität der damit einhergehenden Persönlichkeitsbildung.

Ein wesentliches Merkmal bei all den vielen menschlichen Verbindungen, die Dr. König auf sich nahm, war die unbedingte Gewissenhaftigkeit und Verantwortung im Umgang mit der Fragen von Abhängigkeit und Autonomie. Es konnte nur zu schnell passieren, dass man sich unter seiner Führung sicher und zufrieden fühlte. Eine Zeitlang duldete er dies, benützte aber gleichzeitig die Gelegenheit, denjenigen auf den Weg der inneren Schulung zu führen, wo Selbsterkenntnis und innere Disziplin die Entwicklung von Objektivität und geistiger Unabhängigkeit fördern. Es gab nichts Schlimmeres für ihn, als wenn man sich von seiner Urteilsfähigkeit abhängig machte; damit konnte er am Direktesten sein und wies jeden auch jederzeit zurecht.

Er – wie auch Camphill insgesamt – blieb nie stehen; alles war stets im Wachsen und Werden begriffen; vor allem für Neuankömmlinge oder Außenstehende schien es oft in einer Schwindel-erregenden Geschwindigkeit zu gehen. Er und wir mussten wachsam das organische Wachstum beobachten und unmittelbar ablesen, wie die äußeren Bedingungen immer neu den spirituellen Notwendigkeiten der Gemeinschaft Camphills anzupassen waren; wachsam aber auch stets bereit, uns selbst zu wandeln. Dadurch blieb Dr. König immer jung und wurde tatsächlich immer stärker, je mehr er sich änderte und verwandelte. So waren wir auch nicht überrascht, als er 1957 die Verantwortung für die Camphill-Arbeit in Schottland an Dr. Thomas Weihs überreichte und selbst den Vorsitz der Camphill-Bewegung annahm. Im Jahre 1964 gab er selbst diese Aufgabe an die Regionsvorsitzenden ab und, als letzte und ihm besonders wichtige Herausforderung, konzentrierte er sich auf die Bildung einer mitteleuropäischen Region Camphills.

Ende August 1965 kam Dr. König das letzte Mal zu uns nach Glencraig bei Belfast und verbrachte vier Tage dort, die als die glücklichsten in meiner Erinnerung geblieben sind. Seine Weisheit und Liebe erstrahlten und man konnte sich einerseits ob seiner eigenen Unzulänglichkeiten schämen, und doch zugleich sich über sich hinausgehoben fühlen. Unsere Besprechungen der Pläne für die Zukunft und für ein weiteres Abgeben der Verantwortlichkeiten waren durchdrungen von seinem liebevollen Verständnis für die tieferen Notwendigkeiten des Menschen und von seinem unbedingten Willen, dem Guten auf Erden zu dienen.

Mein letzter Besuch bei Dr. König, vier Wochen vor seinem Schwellenübertritt, war ein unglaubliches Erlebnis: Durch das letzte halbe Jahr seines Lebens hindurch war wiederum eine tief bewegende Verwandlung in ihm vorgegangen und wie ich ihm nun wieder begegnen durfte, pochte förmlich mein Herz. Wie ich ihm gegenüber saß – diesem Wesen, das mir so viel bedeutet hat – schien es mir, dass ich sehr vorsichtig vorgehen und darauf achten sollte, nichts an gewöhnlichen Problemen vorzubringen. Es war, als hätte seine Güte, seine Liebe für die Menschheit sich geweitet und um ihn herum ein großes Herzgebilde geformt, durch das man unmittelbar der Engelwelt begegnen durfte.

In diesem letzten Gespräch sprachen wir über die Zukunft der Camphill-Bewegung und der Gemeinschaft; über unsere Sorgen für das Jahrhundertende. Doch war er es, der mich daran erinnern musste, das Gespräch rechtzeitig abzubrechen, um den Flug nach Holland zu erreichen. Es fiel nicht leicht, ihn zu verlassen, so wie er dastand an der Haustür des Birkenhäusle in Brachenreuthe. Die Sonne hatte das Graue des Aschermittwochs wunderbar verwandelt als ich den Berg hinablief. Er winkte und warf mir sein Lächeln zu – ein Lächeln, das mir so gut bekannt, so nahe war; so demütig, doch jetzt noch stärker von der Größe seiner Liebe durchdrungen.

Am 27. März 1966 war ich wieder am Bodensee. Diesmal war es eine andere Art der Begegnung. Jetzt war es, als ob dasjenige, das er uns sein ganzes Leben hindurch gelehrt hatte, nun durch sein Wesen bestätigt würde. Durch diese Tage hindurch konnten wir unmittelbar die Majestät des in Christusliebe lebenden menschlichen Geistwesens spüren.

*

Anmerkungen

1 Rudolf Steiner: *Wahrspruchworte.* Gesamtausgabe (GA) Bd. 40. Dornach [8]1998, S. 97.
2 Vgl. *Die Brücke,* Mai 1969 – Michaeli 1970.
3 Karl König: *Autobiografisches Fragment.* Camphill 1979.
4 Vgl. Hans Müller-Wiedemann: *Karl König. Eine mitteleuropäische Biographie im 20. Jahrhundert.* Stuttgart 1992.
5 Vgl. Peter Selg: *Anfänge anthroposophischer Heilkunst.* Dornach 2000.
6 Erstveröffentlichung in englischer Sprache in *The Cresset,* Volume 12, Nr. 4. Michaelmas 1966 (S. 5-18 bzw. S. 53-57); die Übersetzung des Aufsatzes von Anke Weihs besorgte Richard Steel.
7 Brief Rudolf Steiners an Wilhelm Hübbe-Schleiden, 13.10.1902. In: Rudolf Steiner: *Briefe II,* 1892-1902. Hg. Edwin Froböse und Werner Teichert. Dornach 1953, S. 309.
8 Karl König: *Autobiografisches Fragment.*
9 Ebd.
10 Berta König: *Meine Kindheits- und Lebenserinnerungen.* Unveröffentlichtes Manuskript, o.D., S. 56 (Karl König Archive, Camphill).
11 Ebd., S. 62.
12 Karl König: *Autobiografisches Fragment.*
13 Ebd.
14 Zit. n. Hans Müller-Wiedemann: *Karl König. Eine mitteleuropäische Biographie im 20. Jahrhundert,* S. 28.
15 Zit. n. Peter Selg: «Eine kurze Skizze der Geschichte anthroposophischer Medizin bis zum Tod Rudolf Steiners.» In: Peter Selg (Hg.): *Anthroposophische Ärzte. Lebens- und Arbeitswege im 20. Jahrhundert.* Dornach 2000, S. 36.
16 Zit. n. Hans Müller-Wiedemann: *Karl König. Eine mitteleuropäische Biographie im 20. Jahrhundert,* S. 28.
17 Karl König: *Autobiografisches Fragment.*
18 Ebd.

19 Ebd.
20 Ebd.
21 Ebd..
22 Zit. n. Hans Müller-Wiedemann: *Karl König. Eine mitteleuropäische Biographie im 20. Jahrhundert*, S. 37f.
23 Rudolf Steiner: *Briefe. Band 1*. GA 38. Dornach [3] 1985, S. 13.
24 Zu Königs Tagebucheintragungen in den letzten zwei Jahrzehnten seines Lebens vgl. Peter Selg: *Karl König und die Anthroposophie. Zur Spiritualität eines esoterischen Christen im 20. Jahrhundert*. Dornach 2006.
25 Karl König: *Autobiographisches Fragment*.
26 Brief an Rosa Mayreder, 4.11.1894. In: *Briefe. Band 2*. GA 39. Dornach [2] 1987, S. 232f.
27 Karl König: *Autobiographisches Fragment*.
28 Ebd.
29 Ebd.
30 Ebd.
31 Ebd.
32 Kurt Magerstädt: «Einer von den Jungmedizinern». In: M. J. Krück von Poturzyn (Hg.): *Wir erlebten Rudolf Steiner. Erinnerungen seiner Schüler*. Stuttgart [3]1967, S. 141.
33 Zur vorausgehenden Korrespondenz von Karl König und Ita Wegman vgl. Peter Selg: *Ita Wegman und Karl König. Eine biographische Dokumentation*. Dornach 2007.
34 Karl König: «The Candle on the Hill». Zit. n. Hans Müller-Wiedemann, a.a.O., S. 60.
35 Ebd., S. 60f.
36 Karl König: *Autobiographisches Fragment*.
37 Ebd.
38 Ebd.
39 Zit. n. Peter Selg: *Ita Wegman und Karl König. Eine biographische Dokumentation*, S. 223.
40 Vgl. hierzu u.a.: Peter Selg: *Der Engel über dem Lauenstein. Siegfried Pickert, Ita Wegman und die Heilpädagogik*. Dornach 2005.
41 Zit. n. Peter Selg: *Ita Wegman und Karl König. Eine biographische Dokumentation*, S. 223.
42 Karl König: «Vom Wirken des Arztes in der heutigen Zeit» (unveröffentlicht).
43 Unveröffentlichtes Manuskript, zit. n. Hans Müller-Wiedemann: *Karl König. Eine mitteleuropäische Biographie im 20. Jahrhundert*, S. 92.
44 Karl König: *Autobiografisches Fragment*.
45 Zit. n. Hans Müller-Wiedemann: *Karl König. Eine mitteleuropäische Biographie im 20. Jahrhundert* S. 93.

46 27.4.1929. Zit. n. Peter Selg: *Ita Wegman und Karl König. Eine biographische Dokumentation,* S. 110f.

47 Ebd., S. 125.

48 Karl König: *Autobiografisches Fragment.*

49 Vgl. hierzu den Brief von Erich Kirchner an Ita Wegman vom 20.6.1933, in: Peter Selg: *Geistiger Widerstand und Überwindung. Ita Wegman 1933-1935.* Dornach 2005, S. 33.

50 Zit. n. Peter Selg: *Ita Wegman und Karl König. Eine biographische Dokumentation,* S. 57f.

51 Zu der Verwendung dieses Begriffes bei König schrieb sein Biograph Hans Müller-Wiedemann: «Es ist offensichtlich, dass König hier den Begriff der Ostmark, der von dem Nazi-Regime für das annektierte Österreich gebraucht werden sollte, eine Imagination gegenüberstellt, die sich nicht nur auf die Geographie der drei genannten Landschaften bezieht. König hat eine Geistgestalt im Auge, mit welcher er sich verbunden fühlt und deren Bedeutung für Europa er kennt.» (*Karl König. Eine mitteleuropäische Biographie im 20. Jahrhundert,* S. 524).

52 Unveröffentlichtes Manuskript. Zit. n. Hans Müller-Wiedemann, ebd., S. 96.

53 Karl König: *Autobiografisches Fragment.*

54 Anke Weihs: «Leben mit Dr. König». Vgl. S. 158.

55 Karl König: «Vom Wirken des Arztes in der heutigen Zeit». Vgl. Anm. 42.

56 Karl König: *Autobiografisches Fragment.*

57 Wilhelm Rath: «Von der Begegnung der Jugend mit Rudolf Steiner. Michaeli 1922». In: Erika Belte und Kurt Vierl (Hg.): *Erinnerungen an Rudolf Steiner.* Stuttgart [1]1979, S. 397.

58 Ebd., S. 398.

59 Peter Roth: «Vor dem Zweiten Weltkrieg in Wien. Unveröffentliches Manuskript». Zit. n. Hans Müller-Wiedemann: *Karl König. Eine mitteleuropäische Biographie im 20. Jahrhundert,* S. 107f.

60 Vgl. Peter Selg: *Geistiger Widerstand und Überwindung. Ita Wegman 1933-1935.*

61 Vgl. Bertha König: *Meine Kindheits- und Lebenserinnerungen.* Manuskripdruck, o. J.

62 Zit. n. Hans Müller-Wiedemann: *Karl König. Eine mitteleuropäische Biographie im 20. Jahrhundert,* S. 120.

63 Ebd., S. 445.

64 Ebd., S. 446.

65 Rudolf Steiner: *Geistige Wirkenskräfte im Zusammenleben von alter und junger Generation. Pädagogischer Jugendkurs.* GA 217. Dornach [6]1988, S. 197.

66 Karl König: «Die drei Leitsterne der Camphill-Bewegung». In: Alix Roth (Hg.): *Die Camphill-Bewegung.* Brachenreuthe 1965, S. 7f.

67 Ebd., S. 9f.

68 Vgl. hierzu Lili Kolisko: *Eugen Kolisko – Ein Lebensbild.* Gerabronn-Crailsheim

1961 und Peter Selg: «Eugen Kolisko». In: *Peter Selg: Anfänge anthroposophischer Heilkunst*, S. 123-174. Zu Königs Ausschluss aus der Allgemeinen Anthroposophischen Gesellschaft vgl. Peter Selg: *Ita Wegman und Karl König. Eine biographische Dokumentation*, S. 54 ff.

69 Unveröffentlichtes Manuskript. Zit. n. Hans Müller-Wiedemann: *Karl König. Eine mitteleuropäische Biographie im 20. Jahrhundert*, S. 145.

70 Anke Weihs: «Fragments from the Story of Camphill». Zit. n. Hans Müller-Wiedemann, ebd.

71 Ansprache zur Eröffnung von Kirkton House, 28.5.1939. Ebd., S. 449.

72 Ende des Grundstein-Spruches, zit. n. Rudolf Steiner: *Wahrspruchworte*. GA 40, S. 109.

73 Zit. n. Hans Müller-Wiedemann: *Karl König. Eine mitteleuropäische Biographie im 20. Jahrhundert*, S. 151.

74 Karl König: «Zwischen Dee und Bodensee. Biographie der Camphill-Bewegung». Unveröffentlichtes Manuskript. Zit. n. Hans Müller-Wiedemann: *Karl König. Eine mitteleuropäische Biographie im 20. Jahrhundert*, S. 155.

75 Karl König: «Die drei Leitsterne der Camphill-Bewegung». In: Alix Roth (Hg.): *Die Camphill-Bewegung*. S. 12.

76 Karl König: «Zwischen Dee und Bodensee. Biographie der Camphill-Bewegung». Zit. n. Hans Müller-Wiedemann: *Karl König. Eine mitteleuropäische Biographie im 20. Jahrhundert*, S. 155f.

77 Karl König: Unveröffentlichts Manuskript. Zit.n.Hans Müller-Wiedemann, ebd., S. 136f.

78 Zur Beziehung zwischen den Oberuferer Weihnachtsspielen und Rudolf Steiners Vorträgen über das «Fünfte Evangelium» vgl. Peter Selg: *«Wie eine Art Gottesdienst». Rudolf Steiner, die Oberuferer Spiele und das Weihnachtsfest*. Stuttgart 2008.

79 Zit. n. Hans Müller-Wiedemann: *Karl König. Eine mitteleuropäische Biographie im 20. Jahrhundert*, S. 158.

80 Karl König: «Die Geschichte des Bibelabends». Ansprache vom 30.8.1953. Zit. n. Hans Müller-Wiedemann, ebd., S. 456.

81 Zit. n. Peter Selg: *Ita Wegman und Karl König. Eine biographische Dokumentation*, S. 235f.

82 Ebd., S. 237.

83 Alfred Heidenreich: Nachruf auf Karl König. Zit. n. Hans Müller-Wiedemann: *Karl König. Eine mitteleuropäische Biographie im 20. Jahrhundert*, S. 222.

84 Karl König: Unveröffentlichtes Manuskript. Zit. n. Hans Müller-Wiedemann, ebd., S. 194.

85 Ebd., S. 204.

86 Zit. n. Peter Selg: *Ita Wegman und Karl König. Eine biographische Dokumentation, S. 87.*

87 Ebd., S. 224.

88 Ebd., S. 88.

89 Karl König: *Auch eine Weihnachtsgeschichte*. Stuttgart [1]1998, S. 35.

90 Karl König: Unveröffentlichtes Manuskript. Zit. n. Hans Müller-Wiedemann: *Karl König. Eine mitteleuropäische Biographie im 20. Jahrhundert*, S. 178f.

91 Karl König: «Die drei Säulen der Camphill-Bewegung». In: Alix Roth (Hg.): *Die Camphill-Bewegung*, S. 38.

92 Hans Müller-Wiedemann: *Karl König. Eine mitteleuropäische Biographie im 20. Jahrhundert*, S. 241.

93 Ebd., S. 245.

94 Karl König: Brief an Carlo Pietzner, 10.2.1951. Zit. n. Hans Müller-Wiedemann, ebd., S. 248.

95 Karl König: Tagebucheintragung, 22.1.1945. Zit. n. Hans Müller-Wiedemann, ebd., S. 251.

96 Ebd., S. 315.

97 Ebd., S. 310 f.

98 Vgl. hierzu Karl Königs Tagebucheintragungen, in: Peter Selg: *Karl König und die Anthroposophie. Zur Spiritualität eines esoterischen Christen im 20. Jahrhunderts*. Dornach 2006.

99 Zit. n. Hans Müller-Wiedemann: *Karl König. Eine mitteleuropäische Biographie im 20. Jahrhundert*, S. 281.

100 Ebd., S. 269f.

101 Ebd., S. 270.

102 In: *Beiträge zu einer Erweiterung der Heilkunst nach geisteswissenschaftlichen Erkenntnissen*. Heft 11/12, 1953. Wiederabdruck in: Peter Selg (Hg.): *Anthroposophische Ärzte. Lebens- und Arbeitswege im 20. Jahrhundert*, S. 164-170.

103 Zit. n. Hans Müller-Wiedemann: *Karl König. Eine mitteleuropäische Biographie im 20. Jahrhundert*, S. 270f.

104 Ebd., S. 283.

105 Ebd., S. 288.

106 Brief Karl Königs an Hans Müller-Wiedemann, 6.11.1959. Ebd., S. 331.

107 Zit. n. Hans Müller-Wiedemann, ebd., S. 333.

108 Reisebericht Karl Königs, zit. n. Hans Müller-Wiedemann, ebd. S. 335.

109 Ebd., S. 332.

110 Karl König: «American Impressions». Zit. n. Hans Müller-Wiedemann, ebd., S. 339.

111 Ebd.

112 Karl König: «Amerika, hast du es besser?» In: *Die Kommenden*, Vol. 17, Nr. 1, S. 9.

113 Hans Müller-Wiedemann: *Karl König. Eine mitteleuropäische Biographie im 20. Jahrhundert*, S. 364f.

114 Ebd., S. 408.
115 Ebd.
116 Ebd., S. 411.
117 Ebd., S. 437.
118 Brief Karl Königs an Margit Engel, 21.3.1966. Zit. n. Hans Müller-Wiedemann: *Karl König. Eine mitteleuropäische Biographie im 20. Jahrhundert*, S. 542.
119 In: *Camphill-Brief*, Weihnachten 1965.

Die Karl König Werkausgabe erscheint ab dem Jahre 2008 sukzessive im Verlag Freies Geistesleben (Stuttgart) sowie in englischer Sprache bei Floris Books (Edinburgh). Sie wird herausgegeben vom *Ita Wegman Institut für anthroposophische Grundlagenforschung* (Arlesheim) und dem *Karl König Archive* (Aberdeen) und berücksichtigt den gesamten, umfangreichen Nachlass Karl Königs – seine sämtlichen Bücher, Aufsätze und Manuskripte, Vorträge und Vortragsvorbereitungen, seine Tagebuch- und Notizbucheintragungen, seine künstlerischen Arbeiten und seine weitläufige Korrespondenz. Die einzelnen Bände der Werkausgabe werden in zwölf thematischen Kategorien publiziert. Es ist das Ziel der Ausgabe, Königs umfangreiches Lebenswerk in systematischer Weise zu erschließen und der Öffentlichkeit bekannt zu machen, eine Arbeit, an der zahlreiche Mitarbeiter aus verschiedenen Ländern beteiligt sind.

Die 12 Abteilungen der Werkausgabe:

1. Medizin und medizinische Menschenkunde
2. Heilpädagogik und Sozialtherapie
3. Psychologie und Pädagogik
4. Landwirtschaft und Naturwissenschaft
5. Soziale Frage
6. Camphill Bewegung
7. Christentum und Jahresfeste
8. Allgemeine Anthroposophie
9. Zum inneren Schulungsweg
10. Geistesgeschichte und biografische Arbeiten
11. Das künstlerische und literarische Werk
12. Zur Biografie Karl Königs

Karl König Archive
Camphill House
Milltimber | Aberdeen AB 13 0AN
United Kingdom
www.karl-koenig-archive.net
kk.archive@camphill.net

Ita Wegman Institut für anthroposophische Grundlagenforschung
Pfeffingerweg 1 a | 4144 Arlesheim
Schweiz
www.wegmaninstitut.ch
koenigarchiv@wegmaninstitut.ch